サンディープ・ジョウハール
松井信彦 訳

私を忘れた父を愛す

アルツハイマーの脳との七年

Sandeep Jauhar

My Father's Brain

Life in the Shadow of Alzheimer's

早川書房

私を忘れた父を愛す

――アルツハイマーの脳との七年

MY FATHER'S BRAIN

Life in the Shadow of Alzheimer's

by

Sandeep Jauhar

Translated by
Nobuhiko Matsui
First published 2024 in Japan by
Hayakawa Publishing, Inc.
This book is published in Japan by
arrangement with
Aevitas Creative Management
through The English Agency (Japan) Ltd.

装幀／國枝達也
カバー写真／© Gary Waters / Ikon Images / amanaimages

ラジーヴとスニータに

たとえ父親の物覚えが悪くなっても、寛容であれ。

——シラ書三章一三節

記憶のない人生など、人生ではない。

——ルイス・ブニュエル

目次

＊訳注は〔　〕で示した。

はじめに――みんなオレをトッパーって呼んでたもんだ

母がパーキンソン病の治療で通っているのと同じ神経科外来の待合室で、父が同じ質問を繰り返す。たぶんもう三度目だ。「なんでオレはここにいる？」

「父さんの記憶力が落ちてきたからだよ」

「オレの記憶力は大丈夫さ」。この年の人間に物忘れや覚え違いは普通のことだと父は以前から言い続けている。

「じゃあ、今日の昼は何食べた？」と私は真正面を向いたまま聞く。

父はしばらく考えたあと、鼻であしらう。言わんとしたことは伝わったようだ。「まあ、何もかも覚えてられるヤツなんていない」と父は口ごもる。

父と母は数カ月前、兄や私の住むロングアイランドに越してきていた。父の症状は加齢に伴う典型的な認知機能の衰えではない。そう私が思うようになったのは引っ越してきたあとだ。父は歳の問題だと言い続けていた。だがたとえば、父は貧しかった子どもの頃の反動でお金については一貫して締まり屋だったのに、近頃は小切手を次々と切っては不渡りで突き返されていた。ホテルや飛行機を予約しておいてキャンセルし忘れることも多かった――兄のラジーヴが父の銀行口座をチェックし始めて初めてわかったことだ。父はほぼ毎週、メールやテレビで募金の呼び掛けを知ると手当たり次第に送金していた。

「ここに二五〇ドル、あそこに一〇〇ドル。大した金額じゃないが、わかってやってるのか怪しいもんだ」とラジーヴは言っていた。兄と二人で心配だと伝えると、父は自分のカネなんだから自分の使いたいように使うと言い返した。

兄と私には二人合わせて四〇年近い医療経験があったが、こうしたわけで父を専門医に診てもらう必要があるという結論に達した。兄も私も心臓の専門医で、心臓の病気には詳しかった。だが、父の問題は違う次元の話だと気づいたのである。

父はというと、気にしていない様子だった。父にすれば、物忘れは加齢に伴って避けられないことだった。紀元前六世紀のギリシャの哲学者ピタゴラスは、人生を五段階に分けていた。その終わりの二つは心身の機能が低下する老年期で、「そこまで生き延びる者は、幸いなるかな、ほとんどいないが、「この段階に至ると」人格は第一段階である乳幼児期の痴愚へと回帰する」。その定めを観念して受け入れていたピタゴラスの支持者がここにもいたわけだ。

私は父に「自分の今の記憶力をどう思ってる?」と折に触れて問いただしていた。少なくとも問題に気づけば、父はもっと懸命に克服しようとするかもしれない。私は愚かにもそう期待していた。だが、父は決まって「オレの記憶力は大丈夫だ」と返してきた。

「でもここのところ、いつも物忘れしてる」

「誰だって忘れるさ。誰にだって起こる」と父は言い含めようとするのだった。

皮肉なことだが、かつての父は自分の能力を失うということの見通しを、そんなことを恐れる理由がないに等しい頃から毛嫌いしていた。今でも覚えているのだが、私がまだニューヨーク市内に住んでいた一〇年ほど前、ある冬の日のリバーサイド・パークで私は立ち止まり、携帯電話の向こうで高血圧の投薬治療をまたやめたと言う父に向かって大声を張り上げた。父は一目置かれる科学者だったのに、自分の体調を良好に保つための薬（や医師）をまったく信用していなかった。

「心臓発作になりたいわけ？」最大血圧一四〇以上で高血圧と見なされるところへ、珍しく検査を受けたら相変わらず一六〇以上あたりで高止まりしていると告げた父に、私は声を荒らげた。「仕事できなくなるよ」

「なら死んだほうがましだ」と父は返しはしたが、投薬治療の再開に同意した。

そんな父が今、ビニールレザー張りの椅子と観葉植物の合間で、キューリグのコーヒーメーカーで入れた無料のコーヒーをのんきに飲みながら、自分の名が呼ばれるのを待っている。臓器提供者になるにはどうしたらいいかと父が聞いてくる。二度目だ。私は父が聞きたくない答えを繰り返す。父の年齢から言って、できることは限られている。

「そう言うなよ、サンディープ」と父が頼み込んでくる。「オレの臓器はすごいんだぞ！」

「あとで一緒に調べてみよう」と私は応じる。待合室で父の臓器の相談はしたくない。

「ドナーカードをどこでもらえるか教えてくれればそれでいい」。父が書類かばんを手に立ち上がる。

「あそこで聞いてみよう」

「座って！」と私は小声できつく言う。周囲の視線が集まりだす。「そこらの人をつかまえて臓器提供したいって言ってもダメだよ。さっきも受付の女性に『お金を差し上げられる寡婦をどなたかご存じないですか？』とか聞いてたけど」

「そんなことしてないぞ」

「してた！　そういうもんじゃないんだって。しかるべき手続きを踏まなきゃ」

「そのしかるべき手続きをお前は教えようとしない」

「わかった。とにかくあとで一緒に調べてみよう。でも父さん、考えてもみてよ、もう七六なんだから」

見るからにがっかりした様子で、父が何か言い始めたそのとき、プレーム・ジョウハールという父の名が呼ばれる。私はすぐに立ち上がると、促すように父の肩を軽く叩く。マーク・ゴードン医師による診察の番が回ってきたのだ。

どうも変だと私が初めて気づいたのはこの四カ月前、父の退職パーティーに出るために、両親が当時住んでいたノースダコタ州に飛んだときだった。

両親は、ファーゴ空港から十数キロほどに位置する、レンガ造りの家と四角い芝生の庭と若い立木が並ぶ新興住宅地の一角で暮らしていた。あの七月の暑苦しい午後、家の前に車をとめると、前庭に置かれた「For Sale《販売中》」の看板が目に飛び込んできた。だが、孫のためにしつらえた二連ブランコは壊れており、母が大事にしていた庭は雑草が生え放題だった。玄関前の階段をのぼると、車寄せのオイルのしみやガレージのさびた梁が見えた。売りに出されている家には見えなかった。

家に入ると、両親はリビングにいた。母のラージは私をハグしようと、ずいぶん弱っていた体で何としてでも立ち上がろうとした。当時の母はパーキンソン病を患ってもう数年になっており、動きは鈍く、ぎこちなかった。それでも、黄色いシルクのサルワール・カミーズ（ゆったりしたボトムス（サルワール）と丈が長めのトップス（カミーズ）から成る南アジアの衣服）に身を包み、金の腕飾りを付け、パーティーのために髪を特別にヘンナ染料で赤く染めていた母はきれいだった。父はというと、前回会った一年ほど前の記憶と比べて髪は白く、乱れていた。体重が落ちたようにも見えた。「よう、ぼうず」と父は愛情を込めて言うと、私が八歳児に戻ったかのように頭を軽く叩いた。だが、私がハグするよりも先に、私の数分前に着いたばかりだった義理の弟――妹スニータの夫――ヴィニに声をかけた。

「さっきも言ったが、ここでの暮らしは地獄だ。あれは人生最悪の冬だったよ」

実家に帰ったのは前年の夏以来だったが、家の大半が使われていなさそうなのがすぐに見て取れた。せっけんのディスペンサーは空で、電球は交換が必要だった。兄からのプレゼントに違いないドラッカーノワールのコロンの瓶が、父のベッドの脇にあるテーブルに未開封で置かれていた。母が祭壇代わりにしていたクローゼットの中は、いつもならお香の灰でいっぱいの真鍮《しんちゅう》ボウルがきれいに拭かれたままだった。祈りを捧げた証しであるマッチの燃えさしはどこにも見当たらなかった。

地下室に下りてみると、サムソナイトのハードケースが片隅に積まれており、その脇で古いボードゲームや靴や本が荷造りを待っていた。母のショールが、しわの寄ったセーターや父のプリントTシャツの合間に引っかけられていた。

父の書斎にも入ってみた。壁には数カ月前に送別ランチ会でもらった額入りの銘板が飾られており、「我々は、逃げずに向き合う困難によって強くなる」という銘文が刻まれていた。机の上は白黒の電子顕微鏡写真で散らかっており、ファイリングキャビネットは父の論文がぎっしり詰まったままだった。引き出しを開け、ハンギングフォルダーを親指で次々とめくって、何かないか探したが、何を探しているのか自分でもわかっていなかった。「小麦におけるゲノム間の染色体対合」や「三世代間交雑の細胞学的特徴付け」といった父らしいファイルがあった。昔の日付の地元紙《ザ・フォーラム》が何部か取ってあり、「NDSUの遺伝学者が赤かび病抵抗性小麦を開発」という見出しの下の写真に父が笑顔で写っていた。〔「NDSU」はノースダコタ州立大学の略称〕

めくっているうち、「認知症」というラベルのフォルダーに出くわした。中にはCNN.comの「退職後の認知症――遅らせる／避ける方法」と題した記事のプリントアウトが入っていた。見るからに繰り返し読まれており、「新しい言語を習う」、「ある程度の歩数を歩く」、「社会的に活発であり続ける」などの推奨事項にさまざまな色のインクで下線が引かれていた。

「何やってる？」

びくっとして戸口のほうを見ると、父が立っていた。「別に」と答えてそのフォルダーを急いでしまった。そして机の上を見回し、大学時代の父が写っている白黒写真を指さした。そこでの父は背筋を伸ばして友人たちとポーズを取っており、戸口でイライラしながら待っている老人とはまったく対照的だった。「この写真、初めて見たよ」

「ほっとけ。パーティーに行かないと」

「これ、父さんの大学時代の友だち？」

「そうだ。みんなオレをトッパーって呼んでたもんだ。いつだってオレがトップだったから」

私は笑った。「この写真の父さんはずいぶん若いね。一六にもなってないんじゃない？」

「インドの分離独立前、オレは二年だった。で、移住先の先生から君は頭が良すぎるって四年に入れられた」

私は引き出しを閉めながら、自分の心拍数が上がるのを感じた。「父さん、それは僕のことだと思うよ。二年飛び級したのは僕だ、覚えてるだろ。父さんはケンタッキーで校長先生と面会した」

「オレも二年飛ばしたさ」と少し間を置いて父が言った。

「同じ学年を？　本当に」

「ああ。もういいだろう。ほら、そろそろ出ないと」


ゴードン医師の診察室に入ると、医療助手の女性からエアコンが効きすぎの検査室に案内される。コンピューターが一台と小さな机、そして椅子が三脚置かれている。壁に貼られたポスターには、霧のかかった池のほとりですっかり葉を落とした木々と赤く染まった落ち葉、という深まりゆく秋の風景が描かれている。彼女が使い捨ての紙を引き出して、ビニール張りの検査台の上に敷き、父にそこに座るよう指示する。父は愛想よく求めに従い、自分はまだまだ若いという冗談を口にする。彼女が自動血圧計のカフを巻いて父の血圧を測る。父の手首に指を二本当てて心拍数を測る。体温を測り、体重を量る。バイタルサインはどれも正常値だ。

その数分後、ゴードン医師が入ってくる。巻き毛で、眼鏡をかけ、しわの寄ったカーキ色のズボンをはき、チェック柄の青いシャツを着て、シャツの柄と合わないネクタイを締めている。その風貌はどこから見ても、彼の属する知的専門分野の専門医だ。私も専門医として勤めているこの病院で、最近彼と何度か出くわすことがあり、そのとき父の症状を少しばかり話していた。それを聞いた彼が、神経認知機能の検査のために父を連れてきてはどうかと提案したのだった。ゴードン医師が父を温かく迎えて握手する。「調子はどうですか、ジョウハール先生？」

「いいですよ」と父は即答する。「万事順調です」

ゴードンがパソコンの前に座り、キーボードで入力を始める。初診の場合、電子カルテに入力しなければならない欄がいくつもあり、ゴードンからの質問に私が率先して答える。幸い、父は肉体的には健康だ。血圧やコレステロールの関係で低用量アスピリンなどの投薬を（少なくとも散発的には）受けていたが、深刻な健康問題はなく、目立った入院歴もない。私が話す横で、父は黙って座っている。もしかすると疲れているのかもしれない——昼下がりはたいてい昼寝の時間だ。詳細を一部忘れたのかもしれないし、ゴードンの威厳に気おされているのかもしれない。あるいはもしかして、と思って私は父を見やる。身じろぎもせず座り、手を膝に載せ、シャツのポケットを財布と数本のペンで膨らませている父は、否定し続けてはいるもののなんとなくおかしいとわかっており、自分の問題をいよいよ専門医に診てもらえてほっとしているのかもしれない。

私はゴードンに次のようなことを話した。私たちが父の記憶の問題に初めて気づいたのは、父が三カ月前の八月にロングアイランドへ越してきたあとだ。当初は、昔からの知人の名を忘れる、新しい金庫の四桁の番号を覚えられない、など大ごとではなさそうだった。だが、そうした失敗はほどなく心配なレベルになり、たとえば一家の集まりで同じ話を延々と繰り返すようになったし、写真を指さしてこれが誰だかわかるかと、うちの親族に関する私の記憶を試すふりをして聞いてくるようになった。それが長らく忘れられていたおじやおばということもあったが、まだ幼かったわが子ということもあった！　こちらが戸惑うような変わりようだった。父は世界的な科学者で、つい数カ月前まで小麦の遺伝子を扱う研究室を率いており、アメリカ科学振興協会（ＡＡＡＳ）のフェローだったのに。

「アメリカ農学会でもフェローでした」と父が付け加える。

「そのとおりです」と私は認めて、父の記憶の問題に関する説明を続ける。

　父は母とともにロングアイランド西部のヒックスヴィルに暮らして三カ月ほどになるが、もう覚えてもよさそうな道順がまだ記憶に定着していない。先日も、家から一・五キロと離れていない薬局チェーンのウォルグリーンズから車で帰るときに道に迷った。やはり薬局チェーンだがそのすぐ近くにあるＣＶＳにいると思い込んでいたに違いなかった。駐車場を出て左折ではなく右折したからだ。そして、二時間近くなじみのない場所をぐるぐる回ったあげく、車を止め、見知らぬ人に道を聞いた。認知機能の問題は父の気分にも影響を与えていた。父は頻繁にかんしゃくを起こすようになったのだが、これは父に見られる大きな変化だ。先頃など、母の在宅介護者と口論になって相手を押しのけている。

「何でそんな話を持ち出す！」と父が突然怒りだす。

「私たちはこうしたことについて話し合う必要があるんです、先生」とゴードンが割って入る。「先生の問題がどういうものか、息子さんは私に理解してほしいとお思いですので、私から聞かれているいくつかについて説明する必要があるんです。それは違うという点がありましたら遠慮なくおっしゃってください」

だがこのあと、私からの説明が終わるまで父は黙っていた。

ゴードン医師は父に対し、ベテラン医師らしく耳に心地よい、だが相手をいたわりつつ下に見ているような感じを受けなくもない口調で話した。ゴードンからの質問に答える父はそれなりに協力的だったが、いくつかの質問には〝人をばかにしてる〟と感じていたようだ。日にち（二〇一四年一一月一二日）はもちろんわかっていたが、場所（マンハセット）はわかっていなかった（これは大ごとではない、こんな形で連れ出されることはめったにないのだから、と私は自分に言い聞かせた）。私が子どもだった頃の出来事——さらには父自身が子どもだった頃の出来事——は覚えていたが、最近の出来事についてはあいまいだった。最近自宅で開いたパーティーのことや、今日のお昼に何を食べたのかは覚えていなかった。「覚えていないことがあるのは気になりますか？」とゴードンが聞く。

「何もかもなんか覚えてられないものですよ」と父は答えてゴードンの笑いを誘う。

身体検査の結果は正常だった。父の感覚機能、協調運動、筋力、反射に左右差はなかった。だが、ミニメンタルステート検査（ＭＭＳＥ）と呼ばれる認知機能検査ではいくつか間違いを犯した。出だしは良かった。１００から7を繰り返し引き算して答えられたし、腕時計、鍵、ペンを見てそれが何かを言えた。「イスラム国」に関する最近のニュースを知っていたし、ホウレンソウ（spinach）、バイオリン（violin）、ゾウ（elephant）という単語を、聞いた直後にも約三分後にも思い出せた。「何か文章を書いてください」と言われたときには、「あなたはいい人だ（You're a nice man.）」と書いた。

一方で、思いがけない間違いをいくつかした。世界（world）という単語を正しい向きではつづれたが、逆向きにはつづれなかった（「D、L、O、R、W」と書いた）。大統領はジョージ・ブッシュだと言ってから、バラク・オバマだと言い直した。ほかにも、一一時一〇分を指す時計の絵を描くのに苦労した。どういうわけか、時計には長針と短針があること、そして三時と九時の印が一二時と六時の印に対して直角の位置にあることを忘れていた。あとで知ったことだが、これは視覚空間推論に障害があることの明らかな兆候だ。父が「この絵は正しくありません」と言いながら、描いた絵をゴードンに渡す。

「どうしてでしょうか？」とゴードンが聞く。

「細かいところに気を配りませんでした」と父は説明する。

「どうしてでしょうか、先生？」とゴードンがさらに聞く。

「そうしたくなかったからです」と父がぴしゃりと言い返す。

検査が終わると、ゴードンが所見を説明した。三〇点満点のミニメンタルステート検査の結果は、いくつかの答えをゴードンがどう判断するかによって二三点または二五点だった。この結果は健忘型の軽度認知障害（ＭＣＩ）に当たっており、私が説明した（そして父には説明できなかった）これまでの経過はその裏付けになっていた。

ＭＣＩという用語はこのとき初めて知った。医療の現場で働いて二〇年近くになるのに初耳だった。これが診断名として精神医学文献に初めて載ったのは一九八八年だが、そのルーツは一九六〇年代の論文にあり、そこでは「軽度の認知症」、「限定的な認知症」、「認知症の疑い」、「老年健忘」などの表現で言及されている。父の場合、ＭＣＩと診断されたその認知機能は年相応よりも低くはあるが、本格的な認知症に分類されるほどではない。いくつかの精神領域、特に記憶の面で明らかな弱点はあるものの、今の父はそれをまだカバーできるので、たいていの人は父と会っても何かおかしいとは気づかないだろう。ただし、この症状を示すたいていの患者と同様、車の運転のような複雑な活動には補助が必要になり始めている。これがゴードンの見立てだった。

ゴードンによると、ＭＣＩになる高齢者は多いと五人に一人と言われており、そのうち二割、ともするとそれ以上で症状が進行して本格的な認知症になる（父はもうその初期段階にあるかもしれないとゴードンは推測していた）。進行の可能性を下げるため、健康的な食事をとる、定期的に運動する、社会活動に参加する、などできることはいくつかある。だが、進行の過程を予測する方法はない。アルツハイマー病患者の脳にたまる異常なタンパク質、β《ベータ》アミロイドを特別なＰＥＴスキャンで探すなど、さらなる検査をしようと思えばできる。だが、この検査は高額なうえ保険が効かないし、βアミロイドの有無は疾患活動性（病気の勢いや症状の強さ）と弱い相関しかなく、アルツハイマー病の優れた治療法はとにかくないことから、ゴードンは推奨しなかった。彼の話に驚きはなかった。優れた診断医でもあることの多い神経科医にはたいてい、患者に差し出せる治療法が気がめいるほどないに等しいのだ。

それでもなお、ゴードンは父にアリセプトの投薬を始めたいと言った。アリセプトはアルツハイマー病用としてアメリカで当時承認されていた四種類の薬のうちの一つだ。認知症の治療にアリセプトを使うことは、関節炎の治療に解熱・鎮痛薬のタイレノールを使うことに少しばかり似ている。アリセプトには、父の記憶を（ごくわずかでも）改善する働きはあるかもしれないが、認知機能障害の進行を遅らせる働きはない。それでも、父が今のレベルを維持できれば、それはちょっとした勝利だ、とゴードンは言った。そして、半年後のフォローアップ受診を勧めた。

「お時間をありがとうございました」と言って父が立ち上がる。自分の人生を変えるような知らせを聞かされたばかりなのだが、気に留めていない様子だ。父はゴードンの名刺を求め、自分のを差し出す。イエローのシンプルな名刺には、自分の名前と住所、「ＡＡＡＳフェロー」という肩書、そしていちばん下に箴言《しんげん》が刷られている。「成功とは道のりであって、目的地ではない」

駐車場に戻り、父が私の開けた助手席のドアから車に乗り込む。そしてシートベルトを締めようと数秒ほど格闘してあきらめ、私に締めてくれと言う。私は運転席に座り、バックして車を出す。すっかり考え込みながら。

信号待ちで止まっていたとき、父が口を開く。「で、あの神経科医は何て言ってた？」

「父さんは記憶に問題があるって」

父は一笑に付して、窓の外を見つめる。「それはオレの歳じゃ普通だろ」

父を神経科医に診せようと最初に言いだしたのは母だった。ある風の強い秋の日の夕暮れ時に、ヒックスヴィルの家の近くを散歩していたときのことだ。鳥がさえずり、スプリンクラーが回り、通りには三輪車を乗り回す子どもたちのほかには誰もいなかった。そのとき母から聞いたのだが、その前の週に総合スーパーのシアーズから車で帰るとき、父は道に迷った。母は父に兄か私を呼ぶよう言ったが、父は大通りで車を止めると手を振り、通りがかった車を止めて道を聞いた。あの九月の夕方に玄関前の階段を上る母を支えていたとき、母は私のほうを見ると小声で、一家の誰もが恐くて聞けなかった疑問をとうとう口にした。「うちのお父さん、アルツハイマー？」

医師でエッセイストでもあったルイス・トマスは、アルツハイマー病を代表格とする認知症を「ほかのどれよりも最悪の病気」と書いていた。母も同じ意見だったに違いない。体が言うことを聞かなくなり、社会的に負のイメージが付きまとい、最終的に何もかも他人頼りとなって施設でのケアが必要になる、というのは母にとって最悪の年の取り方であり、その身から運動機能と人生の楽しみを奪ったパーキンソン病にかかるよりもひどいことだった。

私たち一家がインドから移住してきた一九七七年、アメリカはいわば「大アルツハイマー覚醒」とでも呼べそうな時期だった〔アメリカでは一八世紀中頃に社会的・政治的に大きな影響をもたらした信仰復活運動が「大覚醒」と呼ばれている〕。七〇年代前半に行なわれた調査で、この病気はそれまでの認識とはまるで違い、まれなどころかアメリカ社会で心臓病やがんとともに死因の上位に数えられていた。

以来、老年期まで生き永らえる人が増えるにつれ、この知見は紛れもない事実として浮かび上がっていった。今や誰にでも認知症の知り合いがいる。アルツハイマー病や関連病にかかっているアメリカ人成人は推定六〇〇万人――六五歳以上のアメリカ人の一〇人に一人ほど――に達しており、この数は三〇年後には倍増すると予想されている。今世紀半ばになると、この病気に苦しむ人はアメリカで一五〇〇万人近く、全世界では一億人を超えると見積もられており、がんを抜いて死因の二位になりそうだ（一位は引き続き心臓病）。統計によると、認知症はがんよりも恐れられ、死よりも恐れられているのである。

二〇一四年の秋にゴードン医師に診てもらったことを機に、私たち一家の長い道のりが始まった。それから数年、私たちは父の病状の悪化に向き合い、私は父の脳や認知症に冒されたほかの患者の脳の理解に取り組んだ。本書はこの長い道のりの物語である。私と父との関係の物語、とりわけ、父がその人生の最終段階でこの病気に屈していく過程における関係の物語であり、家族が介護者にならざるをえない場合に起こる厄介ごと、きょうだいの絆、この絆の試練についての物語でもある。本書に書いたのは個人的な会話や衝突だが、さまざまな意味で万人に共通している――精神が蝕まれていく高齢者を前にしたどの家族も抱える会話や衝突の象徴だ。本書ではこの個人的な物語に加えて、脳に関する話を、脳が年齢とともに衰える仕組みや理由を、記憶は時とともに揺らぐし変わるにもかかわらず私たちの人生に意味を与えていることを、〝その人がその人であること〟に関する私たちの理解を認知症が複雑にしていることを、そして、こうした一切が患者にとって、その家族にとって、社会全体にとって、いったいどのような意味を持つのかを取り上げている。

　得られた知識を手掛かりに、私は父の世界に入っていった。一部ではあったが、父とのあいだの隙間を埋め、私が生涯超えるのに何かと苦労していた隔たりを超えた。とはいえ、この道のりは、私が踏み出したなかでおそらく最も困難なものだった。七年近く、私は強いたり促したり、脅したりおだてたり、感情に訴えたり理詰めの説得を試みたり、励ましたりあざ笑ったりした。父を歩かせ、父に本を買い、父にパズルをやらせた。私は父を愛していたし、父の世話をしたが、父を嫌ってもいた。「オレのことを忘れてくれるな」と父の目は訴えているようだった。そこで、私は息子として、父に関する自分の記憶をそのまま残す作業に取り掛かり、おかげで父のことを——父が何者で、何が好きで、何が嫌いかを——父が自覚しているよりもよく知るに至った。これは私が負うにしては妙な責任だった。何かの集まりがあると、気がつけば私は「父は本を書いた。父は学術的な賞を受けた」と口にしていた。父があの病気だけの存在ではなかったことを誰もが思い出すよう仕向けていた。

　父のことはいずれ断片的にしか思い出せなくなるだろう。中年の域に達した私の記憶も怪しくなりだしている。父の若かりし頃を思い出すことがあれば、その言葉や仕草には当時の面影が表れるかもしれない——遠くおぼろげに、印象のように、その痕跡がかろうじて。だが、さまざまな断片が一体化してその姿がはっきり現れることもあろう。たとえば、糊《のり》の効いた白い制服を着た私の手を引き——私の指をしっかり握って、長じた私が父の手をしっかり握っていたように——バス停へ向かう姿が。この記憶はもちろん虚構だが、父の最期の姿よりも影が濃いように思われる。

　あの寒い一一月の日にゴードン医師の診察を終えて車で帰る途中、そのあと何が待ち構えているのかを私はまったく知らなかった。だが医師としての私は、結局はこの病気が勝つと、驚きも奇跡も起こらずこちらが負けるとわかっていた。心に浮かんだ疑問はただ一つ、この負け戦で何がどれほど犠牲になるかだった。

第一部

変　質

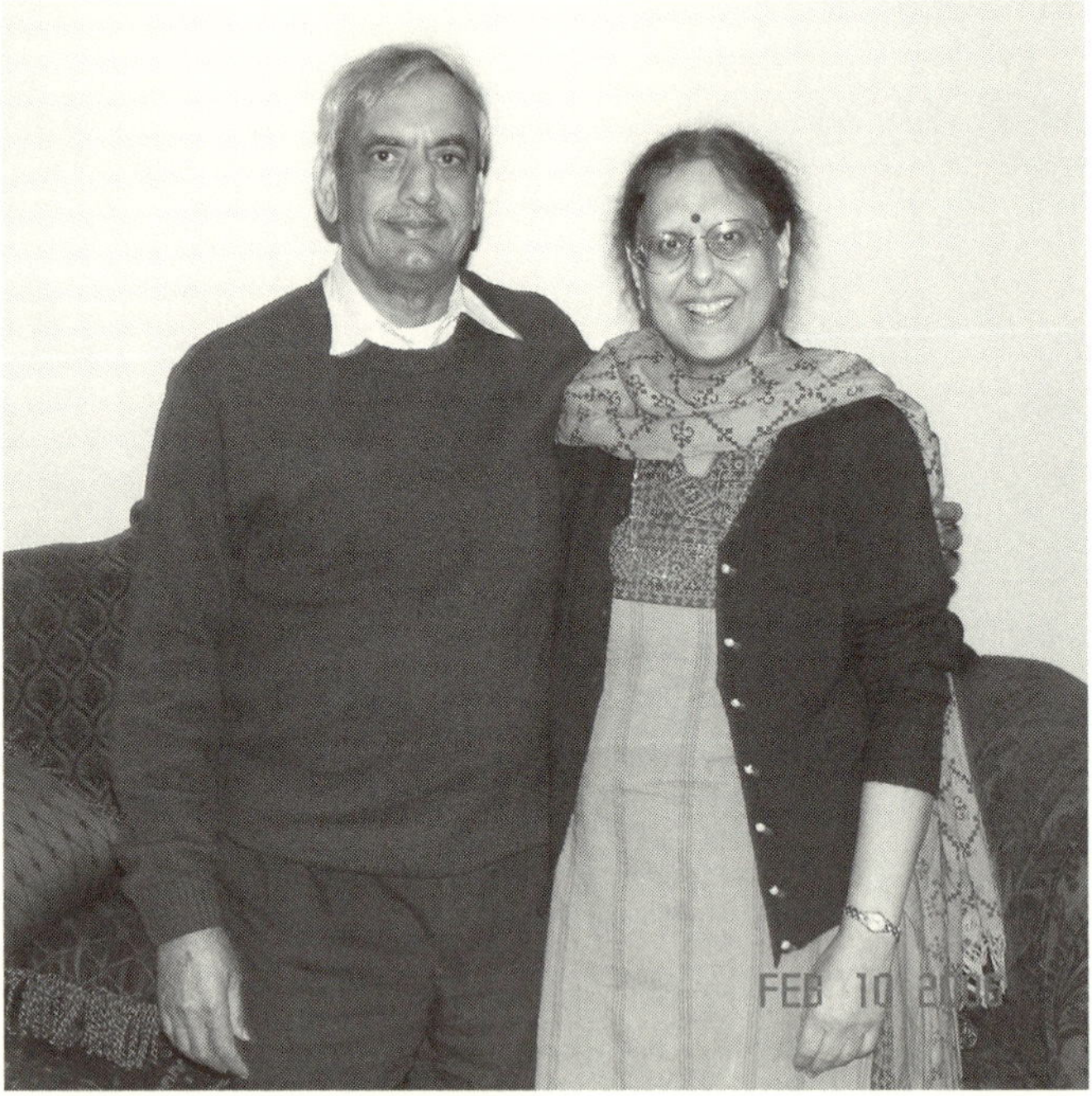
FEB 10

1　オレたちはいつでもジョージアへ越せるから

二〇一四年七月、父の退職パーティーに出るためファーゴへ飛ぶ一週間ほど前のある日の午前中、父のかつての隣人から、私にすると首をかしげたくなる内容のメールが届いた。彼には何度か会ったことがあり、パーティーに招待しようと連絡をとってさえいたのだが、それでも本人は自己紹介の必要性を感じていたようだ。

「以前ファーゴでご両親の家の向かいに住んでいたアジート・ダムレです。近くの病院で心臓外科医として働いていましたが、退職してフロリダに移り住んでいます。

プレームやラージとは、お二人がファーゴに来て以来の仲です。お二人のことを思い出すたび、私たち夫婦はとても温かい気持ちになります。プレームの謙虚な振る舞いからは、世界的な科学者という並外れたステータスは（彼のことをよく知るまで！）うかがい知れません。年を重ねて親交が深まるにつれ、そのお人柄への敬意は高まるばかりでした。ラージは本当にやさしい方で、これといった用もなく遊びにくるときさえ、私たちにおいしいパンジャブ料理を食べさせてくれたものです。やがて、二人ともこの辺りのインド人コミュニティーで長老的な存在になりました。

残念ながら、わが家は七月一九日の会にお邪魔できませんが、プレームとラージには電話をしたり手紙を書いたりするつもりです。お二人がニューヨーク州へ引っ越すことになったのをうれしく思います。前回訪ねたときには家が売り出し中になっていました。ところで、私はプレームにフィナンシャルプランニングなどについてたまに助言をしていました。今の彼がかつての彼ではなくなっているのがとても気がかりです。率直な物言いをお許しいただきたいのですが、ラージとプレームに対する敬意と好意からのこととご理解ください」

メールの文面はさらに続いていた。「先頃、ご両親が私たちに会いにタンパまでいらっしゃいました。私たちはお二人の退職後のやりくりについて率直に話し合いました。お二人は見るからに心配そうでした。財務状況を聞かせてくれましたが、思うに何の心配も要りません。ですが、何かしらの計画は必要です。

あなた方ご兄弟がご両親を大切に思っており、献身的に面倒を見るであろうことはわかっております。ですが、退職した六三歳の身である私には、年寄りの心理が以前にも増してよくわかります。お二人がいささか頑固になるのは自然な反応であり、（どこの義父母ともたがわず）あなた方の伴侶《はんりょ》の世話になりたいとは思っていません。ですので、フィナンシャルプランナーに会いに行くよう、あるいは遺書について弁護士に相談するよう、あなたから助言するのが今はいちばんではないでしょうか。お二人は自立した暮らしをお望みですが、そのためにどうしたらいいかがわからないのです」

老いてなお自立して暮らすことは、うちの両親の心積もりとはほど遠かった。四〇年近く前にインドを離れてあとにしてきた文化では、老いた親の面倒を息子（または現実問題としてその妻）が見ることになっていた。セーフティーネットなどない国では、成人した息子が最も頼りになる社会保障の形だった。それゆえ、この件について兄と私が意見できるようになるずいぶん前から、時期が来ればうちの両親はラジーヴか私と暮らすことになっていた。「お前たちが赤ん坊の頃はオレたちが尻をふいてやったんだ」と父はよく念を押していた。そういった世話を期待しているとわざわざ言う必要もなかった。両親にとって、自分たちの面倒を自分たちで見られなくなったらどうするかは重いテーマだった。なにしろ、自分たちの幸福や備えに関してはもちろん、わが子らの文化上の選択やその成長に伴う親の威厳の低下に絡んでも、悩ましいことが多かったのだ。笑い事では済まなくなっていた。この件で父は一度だけ冗談を言ったことがある。ラジーヴと私に、自分が年を取ったら診療費をタダにしてくれるかと聞いたのだ。私は割引はすると請け合った。

だが、年が経つにつれ、兄も妹も私も遠くへ越して家族が離散すると、老後に関する両親の青写真は色褪せて無理強いのような願望と化し、当の両親がその実現を躊躇した。この移り変わりは兄と私が一〇代半ばのうちに、デートや飲酒のようなアメリカ文化の通過儀礼を巡る両親との衝突という形で始まり、私たちの大学や医学部への進学とその後の独立という形で続いた。インドの影の濃い計画に従うことは、インド自体が変わったこともあり、簡単ではなさそうだった——兄と私にとっても、両親にとっても。再び同じ屋根の下で暮らしたいとは誰も思っていなかった。私たちの目に両親が伝統的すぎると映っていたなら、両親から見て私たちは現代的すぎた。

この件の話し合いなどほとんどしなかったので当然とはいえ、問題は未解決のままだった。自立した暮らしができなくなったら両親はどこに住むのか？　たいていの家族と同様、私たちはこの件を先送りしてきたが、きょうだいが三人とも家を出て約二〇年後の二〇一一年、母がパーキンソン病と診断され、この件が緊急性を帯びた。母の症状が悪化するなか、退職して母を連れてロングアイランドに引っ越して私たちの近くに住むよう、兄と私は父をせき立てた。だが、父にまだそうするつもりはなかった。ノースダコタ州立大学の正教授として米国農務省の給与体系の最上位に登り詰めたばかりで、積年の努力に対する金銭的な見返りを手にしたがっていた。

ところが二〇一二年、父が言うには、所属学部が制定した基準によって、教授陣は研究論文を年に二篇以上発表しなければならなくなった。この基準は専断的で、父のような老いた科学者を追い出すために違いなかったが、父なら簡単にクリアできると私は思っていた。なにしろ、世界屈指の科学誌に査読論文を一〇〇篇以上発表した実績があるのだ。だが妙なことに、父は自分の学者人生は終わりに近いと言いだした。レベルの低い論文を発表して輝かしい記録に傷をつけたくないと言うのだ。父はなんとか成果を上げようと、研究室にこもる時間を増やしたが、ほとんど進展がなかったようだった。今思えば、父がその高い基準をクリアできそうにないと心配するなら、事態は見かけよりも悪いと気づくべきだった。

これを機に、厄介な話し合いが重ねられた。父はそのあいだ、ロングアイランドに引っ越して近くに住むという提案について、兄と私の誠意がどれほどのものかを探りにかかった。父は私たちに当て付けがましく「オレたちはいつでもジョージアへ越せるからな」と母に言ったものだった。「アセンズはいい所らしいぞ」（ジョージア州に両親の知り合いは一人もいなかった）。兄と私は父の心配を和らげようとした――ラジーヴなど、自分がロングアイランドに両親の家を買うとまで言っていた――が、私たちの暮らしにおける自身の位置づけを父は終始不安視し、兄と私に引っ越しの推進そのものをためらわせた。両親があそこまで伝統重視ではなかったなら、おそらくミネアポリスに引っ越して、妹のスニータと彼女の家族の近所に住むことにしただろう。だが、両親の文化は老後に娘と義理の息子に頼ることを良しとしていなかった。

結局、不毛な議論が二年近く続いたのち、父は二〇一三年一一月にようやく、二〇一四年の夏に退職し、母を連れてヒックスヴィルに引っ越すと言ってきた。ヒックスヴィルは、ロングアイランドにあるラジーヴと私のどちらの家からも一二キロほどの小さな町で、母のいとこのナニも住んでいた。ヒンドゥー教の寺院やドーサ（南インドの伝統料理で、米と豆をすりつぶして発酵させた生地を薄く広げて焼いたもの）を出すレストランもあり、両親がそれまで二五年住んでいた、白人が支配的な中西部のコミュニティーとは、これ以上ないほど違っていた。私たちの近くに越すのは母の病気が理由だと父は言っていたが、その頃の私は父自身も理由かもしれないと思っていた。

翌年八月、両親は寝室が二部屋あるスプリットレベル〔玄関が家の一階と二階の中間の高さにある構造〕の家に越してきた。ロングアイランドらしい静かな通りに面したこの家は、両親がアメリカでそれまで暮らしてきた家と同じく気取らない地区にあったが、住民は比較にならないほど多彩だった。二人は四〇年近く、アメリカで暮らしながら軸足を記憶の中のインドにしっかり置き、そこから身を乗り出して新しい世界の様子をうかがうだけで、決して本当の意味で溶け込もうとはしていなかった。それがとうとう、少なくとも文化的には、共通点の多い住民に囲まれて暮らすことになり、私たちきょうだいは両親が余生を気持ちよく過ごしてくれればと願っていた。

だが、ロングアイランドにやって来たときの両親の状態に私は驚き、不安になった。私がファーゴを訪ねたほんのひと月前よりも悪化しており、父は怒りっぽいうえに物忘れが激しく、母は歩くにも介助が必要だった。二人は引っ越しを手伝ってもらおうと、二週間の予定でシャロンを呼んでいた。彼女はファーゴ時代に掃除限定で来てもらっていた家事代行で、気立てが良く、太めで力持ちの、眼鏡をかけた北欧系ファーゴ人四世だ。両親との付き合いは長く、運んできた約二〇年分のあれこれを、棒磁石が鉄粉を吸い寄せるようにみるみる片付けた。ある晩、キッチンで食器を整理していた彼女が私を部屋の隅に呼び寄せた。「どんどん悪化してるわよ」と彼女は率直に言った。母のことかと思いきや、シャロンから見ると父のほうが心配だった。

「あなたのお父さん、頭がときどき混乱してる。何もかもがごちゃまぜになってぜんぜん整理がつかなくなるの。あれでどうやって自分の面倒を見るのか心配。あなたのお母さんの面倒を見るどころじゃないわ。彼はすべてが一、二、三って整ってなきゃ気が済まない。そうじゃないと混乱するのよ」。

シャロンによると、その年の夏の初め、父はファーゴで研究室から車で帰る途中、道に迷った。シャロンが両親の家にいたときに父から電話がかかってきたので、帰り道を教えたそうだ。

「家から電話してきたこともあった」と話を続ける彼女の話に私は黙って耳を傾けた。「『家を売ろうと思うんだが、何をする必要がある？』って聞くから、『それなら、家を人様に見せられるようにしなきゃ。あわてちゃダメよ』って答えたの。ほかにも、『飛行機の予約はいつしなきゃダメかな？』って言うから、『引っ越しは経験済みでしょ、プレーム、それも別の大陸へ。やり方がわからないなんて言わないで』って言ったら、『前回は政府が面倒を見た。オレはやり方を知らん』って。心配そうなのが伝わってきたし、あなたのお母さんの手に負えるとは思えなかったから、私が来たってわけ」

そしてこう付け加えた。「一年でこんなに悪化するなんて、これからの一年でどうなっちゃうのか心配よ」

両親がロングアイランドに来てからというもの、私はほぼ毎日連絡を取っていたので、父の症状の悪化は両親がまだファーゴにいたときよりもいっそうよくわかった。自分のやり方を何かと貫きたがっていた父が、荷ほどきに妙なほど無関心に見えた。家具やテレビをどこに置くかや、壁に何をかけるかなどに、ほとんど口を挟まなかったのだ。ただし、「ハッピーバースデー」の文字とともに孫ひとりひとりの名前が書かれたポスターを貼ることにはこだわった。「時間の節約になるから」というのがその理由だった。

ファーゴにいた頃、父の日課は厳しく管理されていたが、今や何のまとまりもなくなっていた。午後は毎日、午前中もたいてい昼寝をし、不快な暑さを避けるのに、エアコンをつけるのではなくカーテンを引いていた。昼寝をしていないときはテレビを観ていたが、番組はたいていインドの昼メロかボリウッドの音楽動画だった。

特におかしいと感じたのがこのことだ。なにしろ、かつて父はニュースの虫だった。私が子どもだった頃の日曜午前は、ジャガイモのパラーター〔全粒粉を使ったインドのパン〕ができたと母が呼ぶ声と同じくらい、ニュースキャスターのデイヴィッド・ブリンクリーの声が定番だった。私が中学生だった頃は、当時住んでいた家から近かったカリフォルニア大学リバーサイド校の図書館に父と二人で出かけては、《ニューヨークタイムズ》紙を読んだり、政治や外交政策――なかでも当時の私がとりわけ興味を持っていた核軍縮――に関する本やニュース誌を読んだりしたものだ。私の一三歳の誕生日、父は《ロサンゼルスタイムズ》紙の「平和」、「月面を歩行」、「ニクソン辞任」などの有名な一面を集めた本をプレゼントしてくれた。私がもう少し大きくなってからは、ほかの家族が寝たあと一緒に『ナイトライン』という深夜の報道番組を観たものだった。父は日頃から子どもたちに、世界の出来事に遅れるなとけしかけていた。それが今や、観ているのは年中無休のダンス動画と、占星術師にして数秘術師のプレーム・ジョティッシュが一分五ドルの電話サービスを売り込むそらぞらしいCMだった。

研究に関する質問をすることで父の気を引けると以前は思っていたのだが、退職した父は関心をほとんど失ったようだった。父は昔から回顧録を書きたいと考えていたので、その補佐役として大学生を雇ったが、父が予定をキャンセルしてばかりだったせいで来なくなった。

そんなある日、キッチンの小窓から陽が差し込んでいた午前中、父がなぜ自分は薬を毎日六個しか飲まないのかと聞いてきた。「七番目の日には何を飲んだらいい？」というのが父の知りたいことだった。

私は当初、こういう思い違いは退職や引っ越しのストレスのせい、そして長年なじんだ生活リズムを失ったせいだ、と自分を納得させていた。そして、父がこの新しい家になじみ、新たな友だちでも作れば良くなる、と自分に言い聞かせていた。そこで、私たちきょうだいは一家の集まりに母のいとこのナニと夫のオミを呼ぶようにした。彼らがうちの両親を二人の付き合いの輪に招き入れてくれるのを期待してのことだったが、二人は慎重に距離を置いた。これからどういう状況になるのかを察し、自分たちの手に余る責任を負わないようにしたのかもしれない。

両親は四九年にわたり、ほぼすべてを二人でやってきたので、母の症状も悪化の一途をたどったことはお似合いだったのかもしれない。ファーゴにいた頃の母はかろうじて自力で立ち上がれた。だが、身体の不自由さはいっそう顕著になっていた。夜になって私が仕事帰りに寄ってみると、母は父が新聞を散らかしたダイニングテーブルにつき、食べ物を胸当てにこぼしていた。すぐに笑みを返していた母の顔は、今では無表情に見えた。かつては何の苦労もなかった母との会話も、淀みなくとはいかなくなった。パーキンソン病のせいで血圧も危険なほど下がり、倒れることが増えていた。料理もしなくなっていた。シャロンによると、まだファーゴにいた頃、両親の夕食は週三回シリアルだったそうだ。二〇〇〇キロ以上離れて暮らしていた兄と私が知らなかった事実だ。

母の症状の悪化は間違いなく父の重荷になっていた。母の介護に必要な力仕事からして、父の手に負えない作業だった。母はベッド脇に用意された介護用トイレを使いたがらず、そのせいで父は毎回、たとえ深夜でも母をトイレに連れていっており、母が転んで腰骨を折りはしないかと私たちきょうだいは心配した。父は朝の六時に起きて母に甲状腺の薬を飲ませ、九時にはほかの薬を飲ませていた。父は毎朝、母をトレッドミルで歩かせた。母の平衡感覚が日に日に衰えているにもかかわらずだ。兄と私が雇ったパートタイムの介護者が、母の運動を途中でやめさせると、たとえそれが母に頼み込まれてのことでも、父はかんしゃくを起こした。「君はうちの妻がどうなってもいいんだろう」と父は非難した。

父の怒りは交代制で通ってくる母の介護者にぶつけられていた。父が眠れぬ夜を過ごした翌朝にシフトの始まりが当たったときが特にひどかった。父は介護者は要らない、カネのムダだ、自分でできる、などと言った。父から見て何人かは「現代的」すぎ、あるいは「自主的」すぎだった。「これみよがし」だと非難された介護者もいた。私は彼らに父の思考がうまく働いていないせいだと説明し、多くがお金のためにこの罵詈雑言に我慢した。とはいえ、二カ月のあいだに七人の介護者が入れ替わった。初日離職率六〇パーセントだった。

父は自分も無力になる一方だったにもかかわらず、母に対する支配権をいくらか握り続けてせっせと行使した。毎日午後になると、父は自分が切った果物を食べるよう迫った。母がそういう気分ではなくてもだ。そして夕食の食卓では、出した食べ物を残さず食べるよう迫った。母がおなかをすかしていなくてもである。母は言うとおりにしていた――仕方なく。父とのけんかで無駄使いできるエネルギーなどなかったのだ。とはいえ、父からの絶えざる求めに母は打ちのめされていた。ある種の献身からのはずが、すっかり悪質な行為と化していた。もっと食べろ、体重を増やせ、運動しろ、果物を食べろ、物事を正しいやり方でやれ、オレのやり方で。なぜいつも母に口うるさく言わなきゃダメだと思うのかと私が問い詰めるたび、父から返ってくる答えは「母さんを愛しているから」だった。父が母を愛していたことに間違いはないが、猶予も回復の見込みもなく、自分がどうがんばっても母の病気の成り行きは変えられないとわかっており、そのせいで気力を奪われ、怒り苦しむことしかできなくなっていたのだった。

父と母では昔からずっと、この世界との関わり方が違っていた。母は良識的で、落ち着いていた。父はときとして直情的だった。母は足るを知る家庭的な人だった。父は野心的で旅心が強かった。母は首都ニューデリーの、使用人のいる裕福な家庭で育った。父はカンプールという地方都市の、貧しい家庭で育った。母は人付き合いがうまくて社交的、父は頑固で変わり者だった。当初、二人の結婚生活は火薬庫だった。解消されない怒りがあり、相手の一族への敵意があった。ほぼ何もかもが生き地獄や罵詈雑言や涙の引き金になりえた。だが、時が経つにつれ、二人は互いの理解を深めた。母は父の特異な性格を戸惑いながらもあきらめとともに――それが定めであるかのごとく、お見合いの条件の一部であるかのように――受け入れた。そして、この状況を最大限楽しもうと決意した。母は話し合いや分析や劇的な展開を信じなかった。ひたすら全力を尽くし、こつこつと前進し、威厳と気品をもって環境を受け入れた。

母のこうした気質は、体調が悪化しても保たれていた。越してきて間もないある晩、階段を上って寝室へ行く母を私が介助していたときのことだ。母の歩みは遅かった。ここしばらくのあいだに何度か足を踏み外しており、また転ぶのではとおびえていた。だが、手すりを握る手を真っ白にして悪戦苦闘しながら、母は私のほうを向き、「あなた大変でしょう」と声を掛けたのだった。

私たちきょうだいは、父と母が自分の家でできるだけ長く思いどおりに暮らせるようにしたかった。そのために、三人がそれぞれ何かしら手伝うことにした。それで両親がこれからも自立して暮らしていけるならお安い御用。そうわたしたちは思った。妹はミネアポリスから足しげく通って、母の入浴や着替えを手助けした。私は母の薬を管理し、買い物を手伝った。兄は家事全般に目を光らせた。にもかかわらず、両親の家は、当の両親と同様、いつも良からぬ状態にあった。

二〇一四年のあの夏、私たちきょうだいは高齢者の介護を無給で（職業訓練経験なしで）行なう、この国に一五〇〇万人ほどいる家族介護者の仲間入りをしたのだった。二〇一六年のある調査によると、人目にほとんど触れないこの労働力のなかでも大変なほうの人々は、身内――その多くが認知症を患っている――の介護に平均で週三〇時間近く取られており、無報酬分は年四〇〇〇億ドル以上にのぼると推定されている。この世話には犠牲が付きものだ。*こうした家族介護者では、うつ病の発症リスクが高まるし、体やキャリアの問題（仕事の生産性の低下など）が生じるリスクも高まる。この国では、病を抱えた高齢者でいるとぞっとするような状況に陥りかねず、家族に病気の高齢者を抱えていることはえてしてフルタイムの仕事である。

両親が越してきたあとに私が《ニューヨークタイムズ》紙に書いた記事のコメント欄に、ある家族介護者からこんな書き込みがあった。「あれは生涯でいちばんきつい無給の仕事でした。［父には］年中無休のケアが必要だったので、介護者を何人も雇って手伝ってもらいながら、父の医療ケアと減り続けるお金を管理し、父の家を売り、父に何度も引っ越しをさせ、毎日のように起こる危機に対峙していました。あの生活を今送っている皆さんに神のご加護があらんことを」

次のような書き込みもあった。

「両親の状態が悪化の一途をたどっていた時期に自分が二〇代から三〇代前半だったことが、私には幸いでもあり、不幸でもありました。不幸だったのは、二人を亡くしたときの私はまだ若く、自分のキャリアや人生を設計しようとしていた時期に介護に走り回っていたからです。一方、幸いだったのは、若かったおかげで両親を介護するためのエネルギーがありました。後悔はありません。いい両親でしたし、亡くなったときは親のためにできることはやり切ったと思えました。ですが代償がありました。私には伴侶がなく、子もなく、今は六〇代前半です。定年が近づいている今の私は、この世界でひとりぼっちです」

何が起こっているのかは、歴史を振り返ると見通しやすい。一〇〇年前、たいていのアメリカ人は多世代の大家族で暮らしており、その約三分の一が農場暮らしだった。今日、ほとんどのアメリカ人

＊　二〇〇五年から二年がかりで行なわれたある研究によると、介護者五七名の朝の唾液に含まれていたコルチゾール濃度が対照群のそれと比べて著しく高かった。これについては慢性的なストレスとの関連が指摘された。

が小規模の家族単位で離ればなれになって都市部で暮らしている。文化的な変化も起こっている。家庭外で仕事を持つ妻や娘が増えたし、子どもは長じて自分なりの道を歩む。こうした新たな自由には、もちろん利点はあるが、代償もある。長生きに、それも慢性病をいくつも抱えて長生きになるにつれ、身の回りの世話を手伝ってくれる親族が昔ほど身の回りにいないなかで長いこと介助に頼り切りになる。そんな見通しにアメリカ人は直面している。公的支援は大してない。*

シャロンが帰ったあと、私はナッソー郡高齢化局のホットラインに電話をかけ、母が利用できるリソースが何かないか聞いてみたが、有償のものしかなかった。こうした支援不足は高齢者介護のほとんどの側面に見られる。たとえば、認知症ケアに毎年かかる総額二〇〇〇億ドルのうち、メディケアが賄っているのはわずか一一〇億ドルだ。不足分は家族が補わねばならず、その額は家族当たり年八万ドルほどにもなる——がんや心臓病の場合の出費の倍近くだ。** 長期ケア保険があればこの負担が緩和されるかもしれないが、そんな保険を契約できる、あるいは持っているアメリカ人はほとんどいない。アメリカ政府のアプローチはほかの先進国とはまったく対照的だ。たとえば、フランスやスウェーデンは高齢者の社会サービスに対して高齢者医療ケアの二倍の額を支出している。一方、アメリカではメディケア予算総額の二五パーセントが五パーセントの終末期患者の急性医療ニーズに支出されており、その大半は最期の数カ月の入院患者に充てられている。〔メディケアは六五歳以上の高齢者や六五歳未満の障害者や重度の腎臓障害患者が対象の医療保障、後出のメディケイドは一定条件を満たす低所得者が対象の医療扶助〕

メディケアは一部の訪問サービスをカバーしてはいるが、該当者の入院後（かつそれが短期間、たいていは数週間の場合）だけだ。「養護」ケア——トイレ、風呂、食事の世話——が必要な私の母のような患者の費用は、大半が本人持ちである。ホスピスケアを利用できるかもしれないが、利用できるのは末期症状の患者に限られる。アメリカ人高齢者の大半はこの範疇に当てはまらない。したがって、私の母のような大勢がどっちつかずだ。公的資金による支援を受けられるほどの病状ではないが、それなしに自立して活動できるほど健康でもないのである。よって、家族が民間支援の費用を出せない限り、高齢者ケアの負担の大半を無給の介護者が背負う。

「どこの高齢者ケア業者に電話しても、サービスに出せるお金がほとんどないことをこちらが明かしたとたん、話を続けたがりませんでした」とは、また別の介護者によるオンライン投稿だ。「メディケアと小額の社会保障小切手しかない私の母を支援することへの関心は彼らにはありませんでした。彼らの反応はもっともで、スタッフや施設や保険の費用を支払うために利益を出す必要があることはわかっていますが、突如として不愉快な事実を痛感させられました。言わせてもらえば、この国の高齢者ケアのシステムは、お金がほとんどない自国の高齢弱者とその家族に対し、無慈悲で情け容赦がありません」

＊　公的支援がないという状況は変わりつつある。私の両親がロングアイランドに越してきた年の翌年にあたる二〇一五年、当時ニューヨーク州知事だったアンドリュー・クオモが、認知症患者を介護している州内の推定約一〇〇万人の家族介護者の負担を減らそうと、六七五〇万ドルの助成を発表した。この財源は、カウンセリング、教育訓練、支援グループ、二四時間体制のホットラインに充てられている。また、友人や近所の人を時給一五ドルで雇うための助成金も出している。これは家族が介護の重荷を一時的にでも下ろせるようにするためで、そのあいだは用事を済ませるのもよし、友人と会うのもよし、昼寝するだけでもいい。この支援を受けるための経済的な資格要件はなく、高齢者や障害者のための公的医療保険であるメディケアの受給対象者でなくとも支援を請求できる。ノースカロライナ、ノースダコタ、ミネソタ、ヴァーモントなどの州も同様のプログラムを実施しているが規模ははるかに小さく、ほとんどの州がこのような支援を提供していない。

＊＊　二〇一八年、認知症のアメリカ人の介護にかかる平均生涯コストは三五万ドル近くにのぼると推定された。うち七割が、車椅子のような耐久医療機器や有償支援など、在宅ケアのコストだった。公的支援のない現在、この大半を家族が負担しなければならない。

私はこのコメントに驚かなかった。ここで吐露されている幻滅は、この国の利益主導のヘルスケア体制に対して幅広く抱かれており、私も医療の現場で痛感させられていた。だがとうとう私の両親がそんな体制と関わることになった。

幸い、両親には母のケアの支出に回せる蓄えがあった。父には米国農務省の仕事をしていたおかげで政府の年金があったし、二人とも社会保障給付金をもらっていた。では、私たちきょうだいは両親の資産を守るよう努めるべきなのだろうか？　両親がメディケイドの有資格者になれるよう、こうした資金を信託機関に預けるべきか？　メディケイドなら、在宅での養護ケアや看護ケアがカバーされる。もっと急を要するところでは、生前遺言はどうすればいい？　健康管理代理人は？　委任状は？　高齢者ケアを専門とする弁護士に相談すべきか？　これらは私たちきょうだいが二〇一四年の夏に向き合い始めた疑問のほんの一部だ。

このように、両親が自立した生活を送れるようにするためには金銭面や感情面で負担が着実に増え続けること必至ではあったが、その負担に値することを私たちに思い知らせる機会には事欠かなかった。ある日の午後、私は車から父に電話し、母の薬箱を補充しにあとで家に寄ると伝えた。話し終えたあと、父は電話を切るのを忘れた。受話器の向こうで、テレビの電源がオンになる。ヒンディー映画の人気曲が流れだす。

「一緒に音楽でも聴かないか？」と父が母に聞く。母は返事をしない。「さあ、手を握って」と父。

「誰も私なんか必要としてない」と言う母の声。

「オレはしてるさ」と父が言う。「子どもたちも。さあ、手を握って、一緒に踊ろう」

2　それで、ピーアをいつ連れてくる？

両親が初めてロングアイランドで過ごす冬の、ゴードン医師による診察から数週間が経ったある日、私は父と散歩に出かけた。日差しがまぶしく、道路の両脇に寄せられた雪がきらめいている。今年の雪は早かったが、この日は溶けて、歩道には靴跡でできたくすんだハニカム模様が続いている。家々の車寄せにとめられている車は霜ですっかり真っ白だ。靴底の下で凍結防止剤が割れる。

「父さん、ここでつまずいたこと、覚えてる？」と私は言いながら、歩道の盛り上がりを指さす。

父がうなずく。顔立ちは相変わらず端正で、入念に手入れされた白髪交じりの口ひげのおかげで実年齢よりも二〇は若く見える。この日の父は、ボマージャケットの下に赤いセーターを着て、大きな耳当て付きの緑色のキャップをかぶっている。「走ってたんだ」と父が思い出して言う（実際には歩いていた）。幸い、少しつまずいただけで、けがには至らなかった。「暗かったから」

「暗くなったら外へ出ちゃダメだ」と私は注意する。「前にも言ったじゃないか」

「ピーアと一緒じゃなきゃダメだな」と父は笑う。「ピーアをいつ連れてくる？」

「先週連れてきた」

「うそいえ」と父が声を上げる。

「来たじゃないか」

「とにかく、もっと頻繁に連れてこい。あれはかわいい子だ」

また連れてくるとは言ったが、父のかわいい孫娘が今やめったに来たがらないことを伝える勇気はない。

父が立ち止まり、指で鼻を押さえて鼻をかむ。緩んだ雪の上に鼻水のすじが残される。「さあ、帰ろう」と父が言う。まだ歩いて一ブロックほどだ。

「もっと歩かなくていい?」

「いい。疲れた」と父は言って回れ右をする。そして、それが合図だったかのようにテープがまた頭から再生される。「それで、ピーアをいつ連れてくる?」


散歩中のこの会話からもわかるように、あの冬の父に見られた何より厄介な症状は短期記憶の喪失だった。だが私は、そもそも記憶とは何かに、そして記憶は脳にどう刻み込まれており、認知症になるとそれを何が乱すのかに関心を抱き始めていた。

私にとって、これは単なる学術上の疑問ではなかった。一人の医師として、そして父の息子としても、こうした疑問の答えを探らなければいけない気がしていたのだ。たとえば、脳変性の科学を掘り下げるなどして、父の症状に関する理解が深まれば、父が今体験していることや、これから数カ月先、あるいは数年先の私たち家族に何が待ち受けているかを理解しやすくなるかもしれない。同時に、父の記憶喪失に向き合えば、愛する人が別人のようになったときに直面する、感情的にも現実問題としても難しい選択にうまく対処できるようになるかもしれない。その人をその人たらしめているものは何か、未来の父に関する本人の望みをどうしたら尊重できるか、といった奥の深い問いから、薬の活用、新しい治療法の存在、介護戦略などの実践的な事柄まで、幅広く調べてみよう。知識があれば、状況をより広い視野からより深く理解できるし、父の情緒面の理解も深まるだろう（だがこちらは必ずしも思いどおりにはいかなかった）。この先、介護者としての私がいちばんいら立つのは、父の振る舞いがでたらめで、理解不能で、目的も計画もなさそうに見えるときだろう。父の症状の科学や歴史についての知識が増えれば、父のニーズが明確になるうえ、私自身が自分をもっと大事にすることにもつながるだろう。

そんなことを考えていたあの冬の私が、記憶喪失に関連して最初に読んだ一つは、記憶を作ることができなくなった男性の有名な症例に関する文献だった。それから数年、父の脳内で何が起こっているのか、そして父と私たちが何に向き合うことになるのかを理解するうえで、彼の物語は私のよりどころとなった。

ヘンリー・モレゾン（二〇〇八年に他界するまで、科学文献ではプライバシーに配慮してH・Mとされていた）は、コネチカット州ハートフォードから東へ一五キロほどの小さな町、マンスフィールドで一九二六年に生を受けた。電気工と主婦のあいだに生まれた一人息子の彼は、特に目立つ子ではなかったが、一〇歳の頃からてんかんの発作に見舞われだした。発作が始まったのは自転車事故に遭ってからだった（が、この事故が発作の引き金だったとは考えられていない）。当初の症状は穏やかで、モレゾンは目を閉じて口を開けたり、ときには腕をひっかいたり白日夢を見ているかのように体を左右に揺らしたりしたあと、意識を取り戻して頭を振りながら「こいつをなんとかしなきゃ」と言う程度だった。だが、一五歳の頃になると、舌を嚙んだり、失禁したり、発作後に深刻な錯乱に陥ったりと、発作の症状が深刻になっていた。

そもそもが引っ込み思案で、科学オタクで、孤独癖があったところへ、モレゾンは体を衰弱させるこの症状のせいで社会的にますます孤立した。彼は高校をやめ、両親と暮らした（ただし、のちに学

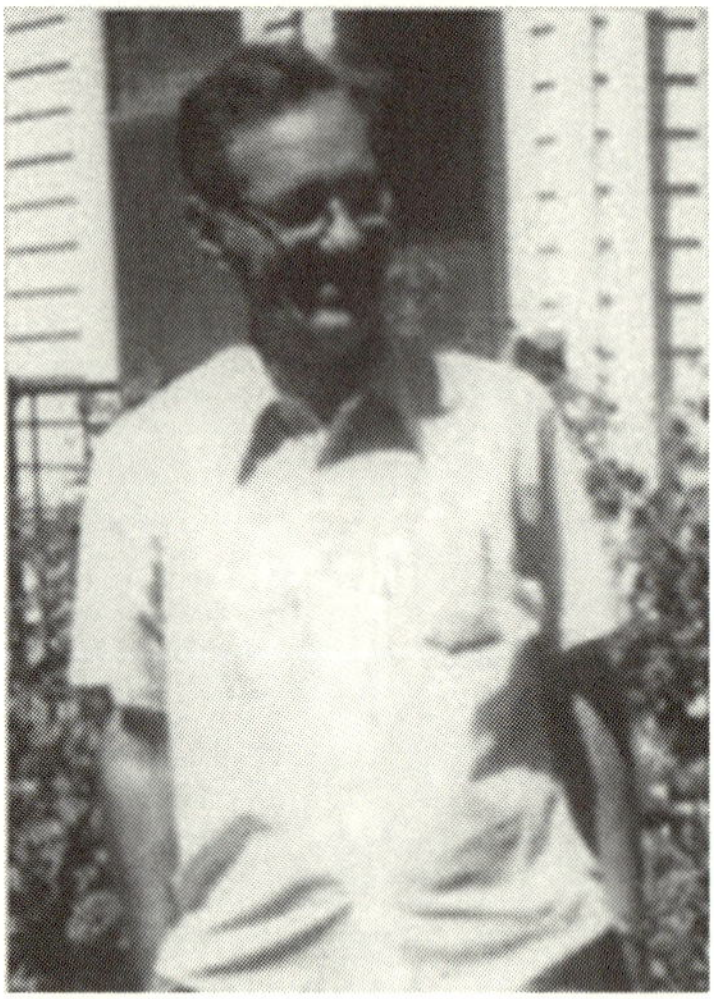

ヘンリー・モレゾン
（suzannecorkin.com より）

校に戻り、二一歳で卒業証書を取得している）。ＩＱは人並み以上だったが、定職にはなかなか就けなかった。ひと頃は、コネチカット州のアンダーウッド・タイプライター社で電動モーターの修理をしていた。並行して抗てんかん薬を大量に服用する治療を受けていたが、そのかいなく病状は進行した。二〇代前半には、発作が一日一〇回ほど起こっていた。

　モレゾンがまだ一七歳だった一九四三年、一家のかかりつけ医が彼をハートフォード病院のウィリアム・スコヴィル医師に紹介した。神経外科医だったスコヴィルの専門はロボトミーで、長年にわたり精神障害の緩和を目的として三〇人の統合失調症患者からさまざまな量の側頭葉を切除していたが、結果はあまり芳しくなかった。てんかんは側頭葉が発生源という場合もあり（だが当時の脳波検査によるとモレゾンは違った）、スコヴィルはモレゾンに対するロボトミーの施術を検討した。だが、モレゾンはまだ若かったうえ、検査で

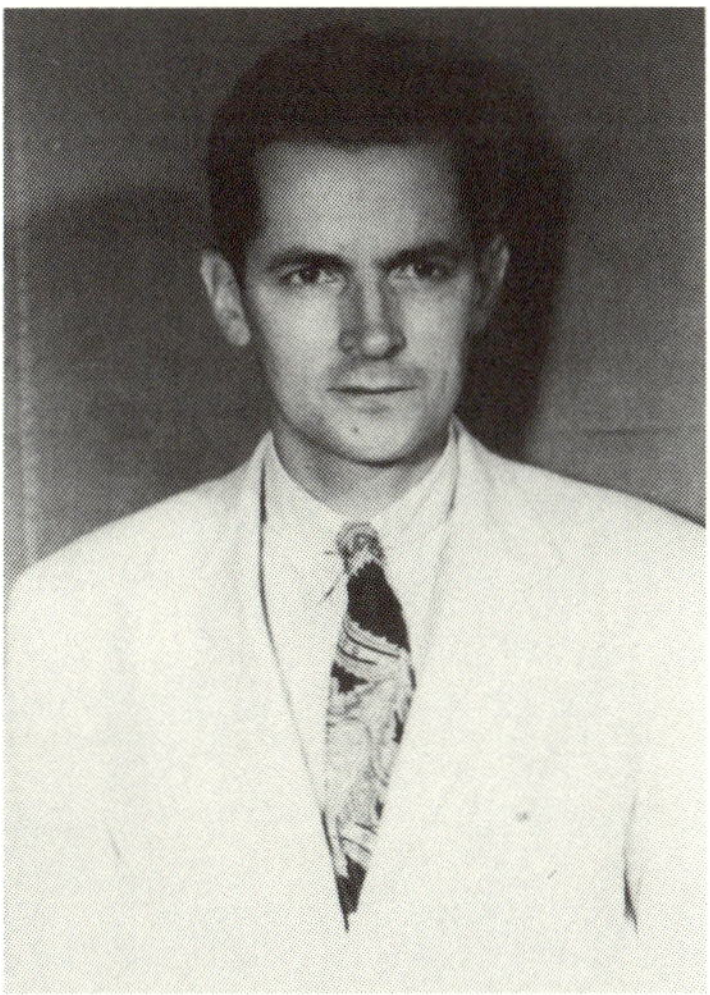

ウィリアム・スコヴィル
（米国国立医学図書館のご厚意による）

発生源が確定されなかったことから、スコヴィルは投薬量を増やして様子を見ることにした。それから一〇年、スコヴィルはモレゾンのてんかんを管理しようと、抗けいれん薬としてダイランチンとメサントインを、抗てんかん薬としてトリディオンとバルビツール酸系のフェノバルビタールを、それぞれ最大耐用量まで処方したが、効き目がなかった。やがてほかに手がなくなり、当初考えていた手術を提案した。それが、嗅覚をつかさどる嗅葉、感情をコントロールする扁桃体、当時はその機能がよくわかっていなかった海馬など、いくつか重要な器官を切除するロボトミーである。「率直に言って実験的だったこの手術が正当化可能だと見なされたのは、患者がすっかり無能力化されていたからだった」と彼はのちに書いている。疲れ果てて発作の緩和を切に望んでいた当時二七歳のモレゾンと両親は施術に同意した。

こうしたわけで、ジョナス・ソーク博士がポリオワクチンを初めて発表して数カ月後の一九五三年八月二五日、スコヴィルはモレゾンの頭蓋骨に、太い血管を慎重に避けながら、直径四センチ弱の穴を二つ、眼窩のすぐ上あたりに一三センチほどの間隔で開けた。そして、左右の内側《ないそく》側頭葉から少量の組織を吸引した。取り除かれたのは、両側の嗅葉の大半、海馬、前頭葉皮質などの組織だった。

モレゾンのてんかんは術後に軽減された（ただし、その後も一生、穏やかな発作は起こり続けた）。だが、モレゾンはもっと大きな問題を抱えており、それはほどなくはっきり表れた。彼は担当の介護士を何度紹介されても覚えられなかった。トイレへの道順を何度教わっても道に迷った。私の父と同様、日々の出来事は起こるとほぼ同時に頭から消えていったのだ。同じ話をもうしたとは気づかずに何度も繰り返し、同じ雑誌をもう読んだとは気づかずに何度も読んだ。スコヴィルが同僚の神経心理学者ブレンダ・ミルナーと書いたこの珍しい症例に関する論文によると、「彼には病院生活での日々の出来事が何も思い出せないようだった」

モレゾンの「ワーキングメモリー」（「作業記憶」、「作動記憶」とも）に問題はなかった。ワーキングメモリーは短期記憶の一形態で、感覚や知覚をふるいにかけて目下の大事な事柄を保持する。この短時間――普通の大人で平均約一五～二〇秒――のあいだ、私たちの脳は日々の雑事をこなすために必要な情報を一時的に蓄えて管理できる[*]。モレゾンにしても、情報を提示されてから三〇秒ほどは（積極的に繰り返し思い出していればもっと長く）保持できたので、自分のしていることを忘れずに会話を続けたり食事をしたりできた。だが、していたことがひとたび終われば、それはお絵かき玩具のエッチ・ア・スケッチに描かれた絵のようにかき消されて、二度と思い出せなくなる。この症状は「前向性健忘」と呼ばれている[**]。

驚くべきことに、モレゾンのほかの認知機能は大部分が損なわれずに残っていた。知能指数や言語能力は引き続き平均よりも上で、既存の記憶もおおかた難を逃れていた。両親と過ごした休暇や一〇代の頃に就いていた仕事、さらには父親と射撃に出かけたことのような子どもの頃の出来事は、術後も思い出せた。だが、認知症を抱えて生きる大勢の患者と同様、彼は新しい長期記憶を形成できなかった。新たな体験は指のあいだから砂のようにこぼれ落ち、二度と触れられなくなった。新しい記憶がまったくないまま、彼は永遠の今を生き、過去（少なくとも術後の過去）からも未来からも切り離されていた。それは「夢から覚めたかのよう」だと彼は形容した。「どの一日も孤立しているのです」

モントリオールのマギル大学でカナダの有名な心理学者ドナルド・ヘッブの指導を受けていたミルナーは、スコヴィルとともに詳細な研究を開始し、モレゾンの脳手術と記憶障害との関係を調べた。一九五七年、《神経学・神経外科学および精神医学ジャーナル》誌に掲載された「両側海馬損傷後の近時記憶の喪失（Loss of Recent Memory After Bilateral Hippocampal Lesions）」という画期的な

＊　ワーキングメモリーは子どもの頃を通して向上し、その能力は成人早期にピークに達したのち、老年期に再び低下する。人間がワーキングメモリーに普通に保持できる物事は五～九個だ。心理学者のジョージ・ミラーが、一九五六年に《サイコロジカル・レビュー》誌で発表した大きな影響を持つ論文のタイトルで、「マジカルナンバー7プラス／マイナス2」と呼んだ数である。ただし、情報は積極的に繰り返し思い出すようにしないと損なわれていく。たとえば、新しい電話番号を耳にした場合、しばらくは覚えているかもしれない——大事な番号ならいずれ長期記憶へ転送される——が、意識していないとたいていは破棄されて忘れ去られる。

＊＊　クリストファー・ノーラン監督の映画『メメント』で、ヘンリー・モレゾンをおおざっぱに基にしている主人公のレニーは、重度の前向性健忘を患っている。自分の妻が殺されたという事実などの長期記憶は保持されているが、新たに出会った人や新しい体験はすぐに忘れる。そこで、何でもメモに残すことにする。だが、紙の置き場所を忘れることから、情報をタトゥーとして自分の体に彫り始める。自分に誰が何を言っても、それが正しいかどうかを判断できず、それゆえ彼は操作や欺瞞に弱い——悲しいかな、自分による操作や欺瞞にも。映画の最後で、レニーは妻を殺したのが誰かを自分に教えている紙切れを捨て、犯人捜しの終わりなき探究を続けられるようにする。それが彼の人生に目的と意味を加えるのだった。

論文において、二人はモレゾンの「予想だにされなかった著しい」健忘について初めて報告した。心理学者や哲学者はかねて記憶機能は脳に広く分散していると主張していたが、スコヴィルとミルナーが得た結果はそうではないことを示唆していた。モレゾンの観察結果と同様の手術を受けた精神病患者九名との相関を調べたところ、二人は記憶喪失の度合いが切除された内側側頭葉の量に比例することに気がついた。このことは、内側側頭葉にある器官のどれかが「目下の経験の保持に対して非常に重要な関係を持っている」ことをほのめかしていた。二人は詳細な研究の結果として、その器官とはタツノオトシゴの形をした海馬（とその周囲にある海馬傍回）だと結論づけた。さらに、モレゾンが手術前の出来事の記憶を保持していることから、海馬は長期記憶の最終的な保存場所ではないと推測した。長期記憶の保存場所は脳の中でもスコヴィルのメスが触れなかった部分にあったのだ。

ミルナーと、やはり神経心理学者だったMITのスザンヌ・コーキンは、モレゾンについて何十年にもわたって研究した（これだけ長い付き合いがありながら、モレゾンは彼らのもとを訪ねるたび、初対面であるかのように振る舞った）。彼らはモレゾンの記憶障害の対象が新しい個人的な経験（その日はもう昼食を取ったかどうかなど）や世の中の新事実（今の大統領など）に限られていることを知った。今の認知心理学者はそうした記憶を「顕在」記憶や「陳述」記憶（それについて話ができるから）と呼ぶ。

ただし、顕在記憶は長期記憶の一種にすぎない。記憶には物事のやり方に関する「潜在」記憶（「マッスルメモリー」）もある。一九四五年、ロンドンのアリストテレス協会でなされた有名な講演で、哲学者のギルバート・ライルは「内容知」（たとえば〝ピアノはキーを備えた楽器である〟）と「方法知」（ソナタの演奏）を区別した。内容知が特定の物事に関する明示的な知識なのに対し、方法知は無意識の手続き的な知識で、必ずしも言葉では説明できない（このことから、「潜在」記憶や「非陳述」記憶と呼ばれている）。たとえば、自転車に乗れる人でも、二つの動く車輪に乗ってバランスを取り続けるために必要な個々の動作は説明できないかもしれない。

「知識向上の本質は、発見された真理の蓄積にのみならず、技能習得の蓄積にもあり、こちらが主である」とライルは書いている。言い換えれば、顕在（陳述）記憶と潜在（手続き）記憶は別物なのだ。では、これらを処理する脳の部位もやはり違うのか？

実際に違っており、ミルナーは一九六二年、すっかり有名になった彼女の患者が、新しい陳述記憶は形成できないのに新しい運動技能を引き続き獲得できることを発見した。彼女はあるきわめて重要な研究において、五芒星の輪郭を、鏡に映る自分の手と五芒星を見ながらなぞる、という複雑な手続き課題をモレゾンに練習させた。これは誰がやっても難しく、モレゾンも最初は苦労した。ところが、この課題は経験済みという顕在記憶を形成できないにもかかわらず、彼は練習によって上達した。「変ですね、難しそうだと思ったのに、すごくうまくやってのけた気がします」と彼は言っていた。このように、深刻な健忘だったにもかかわらず、モレゾンの手続き記憶はおおむね無傷のようだった。

ほかの類いの潜在記憶も無傷だった。たとえば、まずエピソード（episode）という単語の意味について論じてもらい、その数分後に単語完成課題を課すと、彼はepiという語幹から叙事詩（epic）やてんかん（epilepsy）ではなくepisodeを完成させることが多かった。直前の会話に関する意識的な記憶がないのにこの結果が得られたのだ。このようなやり方による記憶の形成は「プライミング」と呼ばれており、使われるのはモレゾンの脳で無傷で残っていた領域の皮質だ。

今の私たちは、スコヴィルとミルナーがあの不朽の論文で示したとおり、長期の顕在記憶は海馬とその関連器官で形成されることを知っている。この解剖学的な関係が重要なのは、海馬がえてしてアルツハイマー病患者で真っ先に損なわれる器官だからだ。だから私の父のような患者では、昼食に何を食べたかといった最近の出来事は記憶に残らないのに、子どもの頃や成人早期の記憶は保たれていることが多いのである。

一方、長期の潜在記憶をつかさどるのは脳の別の器官だ。たとえば、手続き記憶には小脳や大脳基底核が用いられる。ここはパーキンソン病では損なわれるが、アルツハイマー病では後期になるまで損なわれない。だから私の母は（父とは逆に）、衣装をいつ買ったかは思い出せても、それをどうやって着るのかを思い出せないのかもしれない。私がのちに知ったことだが、アルツハイマー病がさらに進んだ患者でも、散歩や舞踊や歌唱など、体に染み付いた手続き記憶に頼る活動には参加し続けられることが多い。ピアノの弾き方や自転車の乗り方を覚えていることもある。こうした患者において、方法知は内容知よりもはるかに長持ちする。

あの特有の記憶障害のせいで、術後のモレゾンは日常生活でも苦労した。タイプライター工場での仕事を失ったが、最終的にハートフォードから近い就労センターに雇われ、風船を小さな袋に詰める、といった単純作業に就いた（が、詰める個数を決して覚えられなかった）。友人作りにも苦労した。誰に会ってもすぐ忘れるからだ。家では、家族の誰かが死んだことを忘れ、その事実をあらためて伝えられるたびにショックを受けて悲しんでいたようだった（彼は父親がもう他界したことを書いたメモを持ち歩いていた）。彼にとって、〝今〟はまばたきするたびまっさらになり、その姿を再び現すことは決してないようだった。一九九二年に「ものを覚えるのに苦労するようになってどれくらいになりますか？」とある研究者に聞かれたとき、モレゾンは「わからないんです。覚えられないので」と答えている。

後年になると、モレゾンは断片的な知識をいくらか新たに獲得できるようになり、たとえばケネディ大統領やレイ・チャールズなど、術後に有名になった人物をそれと認識できた。これはおそらく、彼が好んで読んでいた週刊誌を通じてこうした人物に繰り返し触れたからだった。子どもの頃の記憶については、年を重ねてもあらましは覚えていたが、そこに息吹を与える生き生きとした詳細は何も覚えていなかった。このことからは、彼の症例からまたも見いだされた重要な知見の一つとして、海馬は個人的な記憶の「記銘」ないし「符号化（エンコーディング）」のみならず、「想起（リトリーブ）」や、「保持」ないし「貯蔵（ストレージ）」にも必要である可能性が示唆された。

愛想の良いモレゾンは、術後の人生を通して記憶検査を受け続けた。検査に飽きることは決してなかった。なにしろ、彼にすればいつでも新鮮なのだ。彼はＭＩＴのある科学者にこんな気の利いたことを言っている。「面白いですね。人は生きていろいろ学ぶものですが、ここでは私が生き、あなたが学んでいます」

二〇〇八年、モレゾンがコネチカットの長期ケア施設で呼吸器不全により八二年の生涯を終えると、彼の脳は固められ、凍結されたのち、二〇〇〇片以上の薄片にスライスされた。写真を見ると、海馬とその周辺組織があった場所に五センチほどの空隙があることを除けば、全体的な構造はわりと普通だ。

あの手術は執刀医だったスコヴィルに重くのしかかっていた。彼は結果を後悔しており、一九七四年の講演であれを「悲劇的な過ち」だったと嘆いている。だが、スコヴィルの過ちは神経科学にとっては賜物《たまもの》で、人間の記憶の性質や記憶が失われる仕組みについて無二の知見をもたらした。人間には（おそらくほかの霊長類にも）記憶システムが複数あることを示したほか、著名な心理学者ウィリアム・ジェイムズが一八九〇年に提唱していたとおり、短期記憶と長期記憶が別物であることを確定させた。内側側頭葉、特に海馬が、顕在的な長期記憶の符号化に不可欠であること、しかしひとたびできた長期記憶は脳の別の場所に存在することを証明した。そして何より重要なこととして、言語と知性が記憶とは別の脳機能であることを示した。記憶力のない人でも知性的でありうるのだ。モレゾンは記憶力が損なわれていたにもかかわらず、晩年に認知症を発症するまで人並み以上の知能を維持し続けていた。

3　なら、オレはタクシーで帰る

　ロングアイランドの大学に通う恵まれない学生のために奨学金を創設するから手伝え、と父は事あるごとに言っていた。そこで、兄と考えてホフストラ大学を選んだ。この大学はヘムステッドという町にあり、私が医学部一年生向けの心臓病学を受け持っていた。両親が越してきて数カ月のうちに、私たちは優れた学業成績を収めた恵まれない立場の学生を対象とするドクター・プレームおよびミセス・ラージ・ジョウハール奨学金を創設した。大学側は資格に制約のない奨学金の創設を勧めたが、父はこの奨学金のミッションステートメントに「本学の多様性促進に寄与する学生も望ましい」ことを明記すると譲らなかった。

　退職を数カ月後に控えた四月、父はファーゴで開かれた送別昼食会で、ノースダコタ州立大学の「学業成績が優秀でありながら経済的に困窮している」外国人学生を対象に父が創設した同様の奨学金に対して表彰された。驚いたことに、総長は賛辞を述べたあと、父に大学の銘板を贈呈したうえ、新設される多様性・公平性センターが両親にちなんで命名されることを発表した。そのあと、同席した家族に見守られながら、父は一〇〇人ほどの賓客を前にスピーチをした。「貧困とはどういうことか、空腹とはどういうことか、本がないとはどういうことか、私は身をもって知っています」と父は白いテーブルクロスを前にワインに口をつけている人々に向かって言った。「だからこそ、私はこうした奨学金を創設しました。私の人生の目標は、今や貧困層に手を差し伸べることだけです。おなかをすかせた子どもや寡婦の一助となるなら、私の財産のこれ以上ない使い道です。私の信条は今も昔も『目標に向かって動き続けよ。到達するかどうかは問題ではない。成功とは道のりであって、目的地ではない』です」

父があの春の雨の日に語っていたとおり、父の子ども時代は苦難の連続だった。一九四七年のインド・パキスタン分離独立のさなか、八歳だった父は六人きょうだいを含む大家族で今のパキスタンを脱出した。分離独立に伴う宗教抗争をなんとか避けながら、わだちの掘れた道を牛が引く荷車で進み、夜は廃虚と化した駅で、宗教虐殺による生々しい死体と踏みにじられた荷物に囲まれて過ごした。一行はパキスタンをなんとか脱したが、国境近くの不衛生なキャンプで数カ月過ごさざるをえず、そこで蔓延していたコレラや赤痢のせいで父の祖母といちばん下の弟が命を落とした。八人となった一行は最終的に、ニューデリーから南東へ四〇〇キロほどのカンプールで、寝室は一部屋だけで電気も水道もない集合住宅に入居した。一家には文房具を買うお金もなく、父は借りてきた本を読みながら街灯の下で宿題をこなした。一家は父に自転車を買ってやれず、父は毎朝六キロ以上歩いて学校へ通っていた。私の祖母は宝石を売って授業料（と賄賂）を払って父を大学に行かせ、父は一家で初めて高等教育を受けることとなった。大学入学から二三年後、父はアメリカに「卓越した能力を保持する科学者」の区分で移住してきた。

ホフストラ大学に奨学金を創設して数カ月後、父はほかの寄付者とともに大学が感謝の印として主催した昼食会に招待された。私はその日に予定されていた医学部での講義を延期して、父に付き添うことにした。少数派の学生に高等教育を、という大義のために私財を投じる父の寛大さと献身が誇らしかったからなのはもちろんだが、一五分の車の運転——さらには二時間の昼食会への出席——を父一人でさせるわけにはいかなかったからでもあった。

当日のお昼前、強風が吹き荒れるなか、私は父を家まで迎えに行き、車庫の前に車をとめた。父はグレーの三つボタンスーツを小綺麗に着こなしている。これまで国際会議の基調講演で何度も着てきたのだろう。父が車に乗り込んだとたん、黒い雲がカーテンのように下りてきて、雨粒が数滴ついていただけだったフロントガラスが大洪水になった。それから数分、抑えこまれていたエネルギーが一気に解き放たれた。バケツをひっくり返したような雨が芝生に跳ね、真っ黒な空で雷が鳴り渡るなか、父と私は車のなかで静かに待った。

つかの間の嵐が通り過ぎたのを見計らい、私は水浸しの通りに車をゆっくり出した。道のくぼみにできた水たまりに突っ込むたび、父が「両手を使え」と指図してくる。落書きだらけのアンダーパスをくぐり、目抜き通りに出る。父がヒックスヴィルに越してきて数カ月になっていたが、思えばこの町を車で一緒に走ったことはなかった。この日の私たちは、ヒックスヴィルの繁栄のさまざまな側面を目にした。にぎわうインド寺院やレストランがある一方で、壁がすっかりひび割れて今にも崩れそうな建物が立つ打ち捨てられた区画も少なくなかった。不振の地域経済を支えていたのはインド亜大陸からの移民で、その投資資金と彼らならではの起業家精神が持ち込まれていた。

インド料理の食材を扱うパテル・ブラザーズの前を通り過ぎたとき、私は一九七七年に一家でアメリカに移住してきた直後の数年を思い出さずにはいられなかった。ケンタッキー州レキシントンに住んでいた当時の役割分担は逆で、土曜の夜になると両親が私たちきょうだいをコンパクトカー（フォードのマーベリックだった）に乗せて、クローガーやMRSフードタウンなどの食品スーパーでの買い物に連れ出していた。ラジーヴと私は、白い蛍光灯に照らされた通路で錆びついた金属製カートを縦横無尽に走らせたり、いいにおいのするできたてのローストチキンの周りを走り回ったり（豊かの国、アメリカ！）、ピザやTVディナーのような調理済み冷凍食品の箱を勝手に持ってきたりして、母をずいぶん困らせたものだった。私たちがニューデリーでセメント造りの集合住宅に住んでいたときは、裏手の道でしわだらけの顔の男が、筋肉質の脚で自転車をこいで荷車を引きながらグアバやチクーを売り歩いていたものだが、アメリカで見る果物はそれとはまるで違ってとても目新しかった。スーパーではほかのインド人一家を見かけることがあり、両親はそのたび立ち止まってあいさつをしていた。当時、同胞の移民と（少なくとも私たちが住んでいた辺りで）出会うことは非常にまれで、その人たちと一週間後にわが家での夕食で再会し、私が彼らを「おじさん」や「おばさん」と呼び始めることも少なくなかった。

私たちがアメリカに移住できたのは、学者に対するアメリカの移民政策が緩和されたおかげだった。それまで私は主にイギリス育ちだったが、移住の前年はインドで暮らした。私たち一家がニューデリーで住んでいた集合住宅は、土煙の立つ未舗装の道路に面していた。通りを家畜がうろつき、辺りにはその糞やディーゼルの排ガスの臭いが漂っていた。私はまだ七歳だったが、あの禁欲生活のことはよく覚えている。四年過ごしたイギリスでのわりとぜいたくな暮らしとは大違いだった。入浴にはバケツとマグカップを使い、母が灯油のコンロでお湯を沸かして温水を浴びられるようにしていた。私たちはロープベッドに蚊帳をかけて寝ていた。トイレはセメントの床に穴が開いているだけ。母は数日に一度、私に絞りたての水牛の乳を小さなミルク屋まで買いに行かせた。洗濯していなさそうな白のドーティ姿でキンマの葉をかんでいた店主は、ブリキのバケツに乳を注ぎながら、土間に置かれていた瓶ファンタの木箱めがけて茶色いつばを吐いていた。その男に母から預かった紙幣を折りたたまれたままびくびくしながら渡し、私は家へ急いだ。あわてるものだから、走る一歩一歩でバケツが大きく揺れ、生温かい乳がはねあがった。家に帰り着くと、母はコンロに火をつけ、風呂や飲み水用にお湯を沸かすのと同じようにして乳を煮沸消毒した。

学校がある日の父と私は、日が出るとすぐに家を出た。ふたなどないどぶから、つんとする下水の臭いが漂ってきた。牛が引く荷車や野放しの白い牛をよけながら混雑する道を渡るときに、父が手を強く握りしめるものだから、私は指が痛かった。人が殺到しているバス停で、ときにはそこへ行く途中の公園で、父は熟れすぎのバナナを私に無理にでも食べさせた。バスに乗ると、私は金属製の座席の上に弁当箱を載せ、その上に座って大混雑する通りを——警笛を鳴らしながら進む三輪自動車や、絹のサリーを着て横座りする女性を運ぶフィアットの小型スクーターを——上から眺めながら、次のバス停でなんとか父と合流できますようにと祈ったものだった。

あれは私たち一家の誰にとってもつらい一年だったが、いちばんつらかったのは父だったかもしれない。父はかつて私にこんなことを言っていた。「帰国したのは愛国心ゆえだった。自国のために、緑の革命のために力を尽くしたかった」。父がその主義・主張を支持していた緑の革命は、一九六〇年代のインドで植物遺伝学者や植物育種家を実質的に名士に仕立てあげていた。飢餓の国で育った父は、自分の職業人生を穀物の、特に小麦や粟の遺伝子組み換えに捧げ、これらを寒さや赤かび病にもっと強くして収量を増やし、インドの貧困層に食料を届けようとしていた。秩序立っているとともに細心の注意を要するこの仕事は、父の性格——父が顕微鏡レベルの細部に対して抱いていた偏愛——に訴えていたうえ、社会を意識した父の研究に発表の場を与えてもいた。父はよく、ジョナサン・スウィフトの『ガリバー旅行記』〔邦訳は柴田元幸訳、朝日新聞出版ほか。本文訳は柴田元幸訳を引用〕に登場する国王の考えを引用したものだった。「それまで一本の麦しか育っていなかった、もしくは一本の草しか生えていなかった土地に二本の麦か二本の草をもたらした者がいれば、誰であれその者は、政治家なる人種全員を一緒にしたよりもっと人類の賞讃《しょうさん》を受けるに値するし、自国に対してより根本的な貢献を為したのだ」。この一文は緑の革命のとは言わないまでも、父の研究活動のミッションステートメントにはなったかもしれない。

父はインドにとどまり、高収量穀物の開発という仕事を続けながら、インド亜大陸における農業科学の進歩を促したかったに違いない。だが、一九七五年九月に帰国する少し前、首相だったインディラ・ガンディーが「国家非常事態」を宣言して憲法を停止し、野党を解散させ、政治家や学者を一斉検挙して投獄した。科学研究を推進するための人材も国家意思も、ほぼ一夜にして消えうせた。涙を浮かべる母に父が「あれは国の問題だ。オレのせいじゃない」と言っていたことが思い出される。父の科学上の野心を前進させるためには、一家で国を出るしかなくなっていった。

当時のアメリカ大使館はニューデリー市内の緑生い茂る広大な敷地内にあり、上に有刺鉄線を張ったセメント造りのブロックで周りを囲まれていた。ある秋の日、私たちが移民ビザを申請しに出向くと、タイプライターと雑多な文書の載った古い机に向かっていた事務官が、その日の面談枠はもう埋まったと父に告げた。「でしたら私たちは待ちます」と父は言った。数時間後、上級大使館員が父を奥に呼び入れ、移民制限の関係で父は子ども二人分しかビザを申請できないと言ってきた。「お嬢さんを置いていくことになりますよ」というのが彼女の忠告だった。そこで、父は四人分だけビザを申請した。まだ三歳にもなっていなかった妹については、制限の適用除外をあとで請願したほうがうまくいく可能性が高いと踏んだのだ。この策は功を奏した。同情的だった出入国審査官が、両親が女の赤ちゃんを置き去りにはできないことを最終的に認めたのだった。

こうして父は「頭脳流出」の一人として一九七六年にインドを出国し、「卓越した能力を保持する科学者」の区分でアメリカに移住した（ほかの四人は父が仕事を見つけるまで、ロンドンの親戚の元に三カ月ほど身を寄せた）。審査には四年かかるとされていたが、父、母、兄、私の許可は六週間で下りた（妹の書類はあとで届いた）。

アメリカへの移民として、両親は用心深く生きた。移民なら誰でもそうだが、その身に降りかかりかねない問題をわかっていたからだ。だが、楽観的な意識――それもとびきりの類い――も持ち合わせており、だからこそ父と母は、うまくいく保証など何もないのに、外国で生きていくために祖国をあとにしたのだ。父が妻と三人の幼子を連れ、蓄えも仕事も収入源もなしに別の大陸へ渡ったかと思うと、私は今なお驚嘆の念に駆られるが、かつてこれほど大胆なリスクを取った父が人生最後の引っ越しをまともに手配できなかったことを思い出すと、今なお悲しくなる。

　昼食会の会場は、父の家から一三キロほど離れたホフストラ大学学生センターの、天井の高い広々としたオーディトリアムだった。身なりを整えた基金・校友局の担当者が、到着した私たちを笑顔で出迎える。真っ白なテーブルクロスの上にはすでにサラダやサーモンの皿が載っており、その周りにはロールパンの入った籠、冷水のピッチャー、炭酸飲料のボトルが置かれている。私たちのお隣は、明るい色の髪を美容院でセットしてきたらしき、高価な宝石を身に付けた上品そうな老婦人で、孫娘同伴だ。まだ一〇歳にもなっていなさそうなかわいいお嬢さんを目にして、父の顔がほころぶ。父は財布を取りだすと、紙幣を一枚抜き取り、そのお孫さんに差し出す。「さあ、どうぞ、お嬢さん」と父は言いながら、わずかに震えるその手をお孫さんのほうへ伸ばす。お孫さんが体をこわばらせ、自分の祖母のほうへ体を寄せる。「父さん、今はやめときなって」と私は穏やかな口調でたしなめながら父の体に腕を回したが、父はそれを振りほどいて手を伸ばし続ける。このおこづかいは、老婦人が笑顔で丁重に受け取る。「かわいいですね、母親似で」と父が声をかける。

「いいえ、後天的なものですよ」と老婦人が笑顔で返す。

　私たちは昼食に手を付ける――と言うか、父は手を付ける。私はというと、黙って父の様子をうかがいながら、セレモニーはまだ始まらないのかといら立っていた。「何か口にしろ」と父はせかし、サラダの載った皿を私のほうへ押し出すが、私はそれを脇へ寄せる。空腹感がないのだ。「どうかしてるぞ」と文句を言いながら、父は羊乳チーズとホウレンソウを口いっぱいにほおばる。「こいつはうまい」

コース料理の最初の一品を食べ終わったあと、父が勝手に同じテーブルのほかの賓客に私を紹介する。「これはうちの息子です。心臓病学の長を仰せつかっています［これは事実ではない］。最初からトップでした」。周りから儀礼的な笑顔を向けられ、私は気恥ずかしい。

「ほら、父さん」と言いながら私はコカコーラの瓶を手にする。「何か飲んで」

そのときの私は決して気恥ずかしいだけではなかった。私の顔には、周囲に理解を求めるような表情が浮かんでいたに違いない。私が伝えようとしたのは、父がもう本来の父ではないこと、そしてそれが私のせいではないことだ。私は困ったものだとばかりに目玉をぐるりと回して見せたのだが、これは父へのではなく私への同情を求め、父のどのような言動や行動にも私は賛同はしておらず、したがって責任を持てないことをはっきりさせようとしてのことだった。

このときの自分の反応を振り返ってみるに、その主たる動機は恐れだった。きょうだい三人のなかでは私がいちばん父と仲が良かったが、それは私たちがいちばん似た者どうしだったからかもしれない。私たちは身体的な特徴が同じで、たとえば肌の色が（パンジャブ人にしては）濃く、細身で、手足が大きい。野心も似ており、たとえば二人とも世の中に認められたいという思いが強く、本を書きたいと思っていた。性格も似ている点が多く、献身的で忍耐強い面がある一方、ひとりよがりで、わけもなく気分が沈むことがあり、自分にあまり自信がなく、それなりに頑固な面もあった。私も父と同様、人の運命の決定要因として遺伝子と遺伝形質が重要だと固く信じていた。そしてこの考え方の信奉者として、父に起こっていることはいずれ私にも起こるのでは、と心配でならなかった。

ゴードン医師に父を初めて診てもらってから、私は認知症に遺伝が果たす役割に関する文献を読みあさっていた。アルツハイマー病のなかでも、五五歳未満で発症することの多い早発型は主に遺伝的な疾患だが、より一般的な――父のような――遅発型にも遺伝的なリスク要因がある。脳内でのコレステロール輸送に影響を及ぼすアポリポタンパク質E（APOE）遺伝子のε4対立遺伝子《アレル》が、遅発型アルツハイマー病患者の半数以上で見つかっており、これは一般集団の場合と比べて倍以上の頻度に当たる。この遺伝子が一つあるとアルツハイマー病の発症リスクが三倍になり、二つあると八倍になる。別の研究では、アルツハイマー病の発症にはいくつかほかの遺伝子も関係していることが明らかになっており、そのほとんどが脳内での免疫系の活動を制御している。

　ただし、何もかも遺伝子で説明できるわけではない。私がこの頃に知ったとおり、アルツハイマー病の遺伝的な特徴はきわめて複雑だ。血管の損傷や組織の炎症、ことによると毒素や別のけがも、加齢とともに蓄積されて影響を及ぼし始める。だが、生まれたときの脳細胞の数が人によって違うことや、細胞の数が多い脳ほど認知予備力〔病気や加齢の影響を受けても認知機能が低下しないようにする脳の潜在能力〕が高いことが話を複雑にしているうえ、認知予備力の向上には教育や社会的つながりも、そして損なわれている細胞があっても機能するという脳の能力も寄与しうる。結局のところ、認知症は遺伝や環境による損傷を切り抜けるニューロンとそれらに屈するニューロンはそれぞれいくつか、という単純計算の問題なのかもしれない。

　昼食会も終わりに近づいたところで、法学部の教授でもある総長が演壇でのあいさつに立つ。星条旗のもと、彼は高等教育の機会拡大というミッションについて語り、寄付者の寛大な計らいに感謝する。続いて、補佐役が寄付者の名を一人ずつ呼び、総長が感謝の言葉を直接かけていく。父の名が呼ばれる頃、私の心臓は飛び出さんばかりに高鳴っている。私は父を連れてオーディトリアムを急ぎ足で横切る。迷路のようなテーブルの合間を進むあいだ、私の汗ばむ手のひらを父の指がしっかり摑んでいる。父が演壇の前で歩みを緩めて拍手に応えようとするが、私は父が何か言おうとしないかと心配になり、父を総長の前へ進み出させる。

　演壇の前で父は総長と握手し、記念品の銘板をうやうやしく受け取る。私は父の肩に手をかけ、スタッフやほかの賓客から向けられる敬意の会釈に応えながら、父を連れて席に戻る。椅子に座ったときには大きな安堵のため息が出た。父がこの式典を乗り切れるかどうか、なにしろ心配だったが、幸い大した粗相もなく時が過ぎた。

とそのとき、自分の出番が終わった父がもう帰りたいと言いだす。午後二時近くになり、家に帰って昼寝がしたいのだ。

「あと二、三分で出るから」と私はひそひそ声で言う。「お開きまで待とう」

まだ別の人の名が呼ばれているというのに、「オレは疲れたよ、サンディープ」と父が大声で返してくる。「こんなに長居はしたくなかった」

「頼むよ、父さん」と私は声をひそめて言う。「今立ったらみっともない。あと二、三分でお開きになるから、そしたら出る」

父がこのことについて少しばかり考える。さすがに周りの人がこちらを横目でちらちら見ている。

「なら、オレはタクシーで帰る」と父は言って立ち上がろうとする。

私は父の上着の裾《すそ》を引っ張る。「頼むよ、父さん」。私は自分の気持ちを押し殺しながら小声で言う。「僕はここで働いてるんだから。もう少しでいいから待って」と言ったあと、私の胸に父への軽蔑感が湧き上がり、こんな言葉が口をつく。「タクシーをつかまえにどこへ行く気だよ？　自分が今どこにいるかもわからないくせに」

父が私の顔をまじまじと見つめる。私からたった今言われたことを考えていたのかもしれないし、侮辱されたと感じたせいだったのかもしれないが、今となっては知る由もない。とにかく、父が椅子に座る。自分の計画がうまくいかなさそうな気がし始めたのだ。

セレモニーが続くなか、私はどこを見るでもなく会場を眺めながら、父に向かってあれほどそっけない言葉を（それも人前で）かけてしまったことに体を震わせる。演壇の背後にアルミバルーンが手すりに結ばれてずらりと並んでいる。それが目に入ったとき、私の脳裏で記憶の断片映像が流れだす。私は七歳だ。ニューデリーのぼろ家の玄関から勢いよく入ってきた父が、ヘリウムで膨らんだ風船を手にしている。父が腰を下ろす間もなく、私はその風船を摑むと表へ走り出て、手を離す。風船はすぐさま私の手が届かない高さへ昇り、私はあわてて跳び上がる。と、父が長い腕を伸ばし、風船が飛び去る前にひもを空中でさっとかすめ取って、私の手元に戻す。

この古い記憶映像の再生中にも、また父の声が聞こえてくる。「行こうぜ、サンディープ。オレは疲れた」。記憶も恨み節もなし。父の脳内のエッチ・ア・スケッチはもうまっさらになっていたのだ。私は再び説得しにかかり、父をなんとかあと数分だけ座らせておけたが、あの日の午後の父はどうしようもなかった。「さあ、父さん」と言って私はあきらめて立ち上がる——隣り合わせた上流階級の老婦人から向けられる同情のまなざしを避けるために。「行こう」。私たちは通用口の一つから会場を出る。

帰りの車中、二人とも一言も口を利かない。両親の家の車寄せに車を着けたとき、陽がまた差してくる。小さな水たまりに明るい青空が映っている。

「来てくれてありがとうな、サンディープ」と言って父が車のドアを開ける。どうやら父は私がまだ動揺しているのをわかっている。

「大したことないよ、父さん」。私は一刻も早く車を出したい。

「いやいや、大ありだぞ。連れてってもらってうれしかったよ。お前はいい息子だ」

私の胸に温かいものが込み上げてくる。親元を離れてもう何十年と経つが、父からやさしい言葉をかけられるとやはり悪い気はしない。「明日また来るから」

「何時に?」

「わからない。仕事明けに。コーヒーでも飲みに行こうか」

車から降りたグレーのスーツ姿の父は、頭のてっぺんから足のつま先までかつての学者だ。「コーヒーは好かん」とドアを閉める前に父が言う。「だがお前に会うのは大歓迎だ」

4　まあなんにしても名声はいつまでも残るからな

「あなた」、すなわちあなたの喜びや悲しみ、記憶や大望、人格的同一の感覚や自由意思の感覚は、実のところ、途方もない数の神経細胞からなる集合体とその関連分子の振る舞いにすぎない。

――フランシス・クリック、『驚異の仮説――魂の科学的探究』（一九九四）

〔邦訳は『DNAに魂はあるか――驚異の仮説』中原英臣・佐川峻訳、講談社。題辞訳は本書訳者による〕

医学部生だった二五年前、私は末期の認知症で亡くなった老人男性の保存脳をこの手で持ったことがある。色はベージュで、重さは一・三キロ強。特に変わったところのなかったその脳には、かつてその男性の注意、言語、記憶――もっと言えば、彼に人間ならではの振る舞いをさせていたほぼすべて――が宿っていた。指先がまず触れたのは小脳だった。こんもりした低木を思わせる複雑な構造を持って大脳半球の下に押し込まれているこの器官は、平衡感覚や協調運動をつかさどる。次に触れたのは大脳皮質のひだ、「脳回」だった。大脳皮質は幾重にも折られてしわになっており、そのおかげで表面積が（ひいては処理能力が）増している。かつては頭蓋骨の中でプディングのように柔らかかったはずだが、保存用の化学薬品のせいで、加熱調理されたレバーのような硬さと弾力性があった。顕微鏡で組織スライドを観察したなら、アルツハイマー病に特徴的な変性が見えたことだろう。

その脳は一センチ厚でスライスされ、コースターのセットのように積み重ねられていた。私はホルマリンで光る小片を一つ取り上げてみた。断面からは白と灰色の模様が見て取れた。灰色の物質が主に神経細胞体なのに対し、白い物質は主に神経路で、脂質の絶縁体として働くミエリンで覆われている。ただし、この入り組んだパターンを見ても、そこにかつて宿っていた驚くべき能力のことは何もわからない。コンピューターの内部――マイクロチップや配線――をのぞき見ても、あの優れた機能のことはその一端すら導き出せないが、人間の脳の場合も同じことだ。彼の情緒的側面の大半が（感情のコントロールには心臓やはらわたも一役買っているかもしれないが）、そしてもちろん彼の記憶や認知のすべても、スライス後に四分割され、スチール製のバットに入れて液体に浸されて目の前に置かれていた、この構造体から発現していたのだ。

人間の脳はモジュール方式になっている。大企業が輸送コストを最小限に抑えるべく各地に工場を建てるように、脳は視覚、言語、空間推論、そしてもちろん記憶といった個々の機能を担当する専門部署の集合体を進化させた。

この男性の内側側頭葉の曲がりくねった組織のうねの部分には海馬が見えていた。海馬は何層かの細胞がシナモンロールのようにまとまって折りたたまれた構造をしている。この男性の海馬はしおれ、萎縮している――という説明を受けたが、私にはそうと見分けがつくほど普通の海馬を見た経験がなかった。神経科学者がヘンリー・モレゾンから学んだとおり、海馬とその周辺構造は長期記憶の符号化を担っている。アルツハイマー病では、初期段階でこれらの組織が損なわれるせいで、その最たる特徴である（そして私の父にも見られている）前向性健忘が発症し、記憶を新たに形成できなくなる。

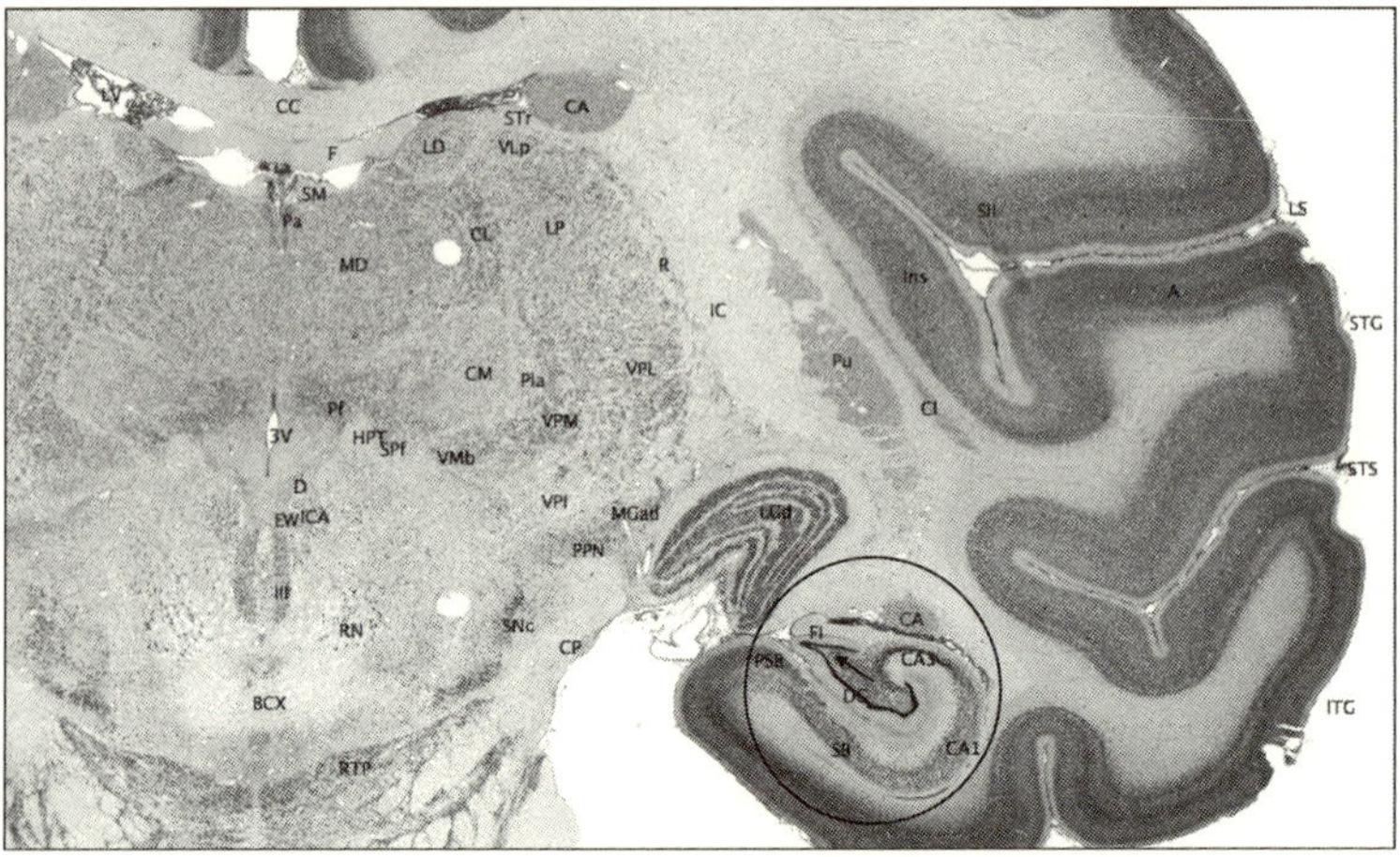

染色された海馬。特徴的なシナモンロール形状がわかる。

海馬の主なシグナル伝達物質はアセチルコリンで、それゆえ、脳内のアセチルコリンの濃度を高める作用を持つアリセプトのような薬が、アルツハイマー病患者の衰えゆく記憶の治療に用いられている（が、控えめな効果しかない）。

　海馬から一センチもないところには扁桃体というアーモンド形の構造が見えていた。扁桃体は恐れなどの情動反応を統制する。恐れの器官と記憶の器官が互いにこれほど近くにあるのは偶然ではない。なにしろ、私たちは身の安全と生き残りを確保するため、何を恐れるべきかを覚えている必要がある。実際、極度の恐怖に陥ると海馬は超活性化状態になって、特定の記憶――たとえば攻撃者の頬にあったほくろの形――の細部を生き生きと残すのに対し、襲われたときの部屋のレイアウトなど、ほかの情報を失うことがある。暴力犯罪の犠牲者のえてして不完全な記憶に向き合うときには、符号化にこうしたむらがありうることを念頭に置く必要がある。

　ひとたび作られ定着した記憶は、もはや海馬には貯蔵されておらず、大脳皮質のニューロンに符号化されている。大脳皮質は、霊長類の脳で問題解決や知覚のような高次の脳機能を担っている。私が読んだ文献によると、記憶に関する最初期の科学理論の一つが、スコットランドの心理学者アレクサンダー・ベインによる一八七三年の著書『心と体（*Mind and Body*）』で提唱されており、それによると「どの記憶作用、どの身体能力の行使、どの習慣的行為、想起、連想についても、その一つ一つに感覚と動作からなる個別のグループ化ないし協調が存在する。その理由は、［脳内の］細胞間結合が個別に成長するからである」。のちに明らかになったとおり、ベインの知見は基本的に正しかった。今日、記憶は個々のニューロンのあいだに存在するシナプス結合の強さに依存していると考えられている。また、人間の皮質にある一〇〇〇億個ほどのニューロンと一兆個ほどのシナプスのうち、一〇〇〇個前後のニューロンとそのシナプス（ニューロン間のギャップ）からなるネットワークがあれば、エピソード記憶を一つ符号化できると考えられている。こうしたネットワークが偶然刺激されたり意識的な回想で刺激されたりすると、そもそも形成を引き起こした感覚も——視覚や聴覚はもちろん、嗅覚までもが——刺激される。

ベインの説は概念的に非常に大きな飛躍だった。哲学者は数世紀にわたり、精神現象は機械的事象からは導出できず、したがって精神は脳に埋め込まれてはいないと主張していた。こうした心身二元論の初期の唱道者として最も有名なのが、一七世紀の哲学者・数学者・科学者のルネ・デカルトで、彼は精神に肉体とは別の超自然的な地位を与えた。彼は、精神は非物質的な実体であり、肉体には還元できず、石がほかの実体とは独立にそれだけで存在できるのとまさに同じように、精神もそれだけで存在できる、と主張した。彼は「第六省察」にこう書いている。「一方で私は、私が延長するものではなく単に考えるもの［要は精神］であるかぎり、私自身についての明晰判明な観念をもっており、他方で身体が考えるものではなく単に延長するものであるかぎり、身体の判明な観念をもつのであるから、私が、私の身体から実際に区別され、身体なしにも存在しうることは確実である」〔『省察』山田弘明訳、ちくま学芸文庫より引用。［］内は本書著者による挿入〕

デカルトにしてみれば、肉体と精神は異なる領域を占めていた。だが、ある聖職者に宛てた一六四四年五月の手紙にはこう書いている。「脳の痕跡は……脳が精神を以前と同じように動きがちにするという形で何かを記憶させます。紙切れやナプキンは、折り目のないところではなく付いたところでまた折られやすくなりますが、それとまさに同じことです*」。皮肉なことに、この知見こそが記憶に関する現代科学理論の土台だ。

この理論の基本的な要素が明確に唱えられているのが、一九四九年に刊行されたカナダの心理学者ドナルド・ヘッブの画期的な著書『行動の機構』だ〔邦訳は鹿取廣人・金城辰夫・鈴木光太郎・鳥居修晃・渡邊正孝訳、岩波文庫ほか。以下、本文訳は本書訳者による〕。医師である両親のあいだに第一子としてノバスコシア州で生まれたヘッブは、学究生活のほとんどをモントリオールのマギル大学で送った。幼い頃は自宅で母親による教育を受けており、この経験が学習と記憶についてのちに彼が抱く考え方に大きく影響した。小学校に入学したときには学業が同年齢の子たちよりもかなり進んでおり、どんどん進級して一二歳で高校に入学した。大学では小説家になるつもりで英語学と哲学を専攻したが、その夢がかなわなかったことから、小学校の校長を務めながらマギル大学で心理学の夜間クラスを受講し、最終的に同大で博士号を取得した。だが、そんな彼の業績の原動力となった知見——学習や知性は生来のものではなく経験の産物——を支えたのは、幼い頃に母親による集中的な教育を受けた経験だった。

心理学を修めたヘッブには、頭を悩ませる驚きの解剖学的事実があった。切除されたり損傷を受けたりした脳組織がかなりの量にのぼっても、知性にはほとんど影響なさそうに見えることだ。「前頭葉の切除後もなおIQが一六〇以上という男性がいるが、なぜそのようなことがありうるのか?」

彼の考えでは、それは残ったニューロンとそれらどうしのつながり——経験の結果——の効率が向上し、思考や知覚の符号化に必要なニューロンの数が少なくて済んでいるからだった。知能を持つ精神は脳組織の切除に耐えられるのである。ヘッブはスペインの神経科学者ラファエル・ロレンテ・デ・ノーが提唱していた考え方をもとに、次のような仮説を立てた。すなわち、主観的意識経験は、クリスマスツリー用の長い電飾のような、互いにつながったニューロンの集成体に符号化されており、集団発火がこのネットワークを強化し、それらのシナプスの構造と効力を変化させる。彼はこのプロセスを「長期増強」と名付けた。

「昔からある考え方だが、任意の二個の細胞または細胞系が同時に繰り返し活動すると、概して『連合』して、一方の活動が他方の活動を促すようになる」。彼は連合がどのように生じるのかは知らなかったが、連合によってシナプスの抵抗――いわばニューロン間のやり取りを阻害する壁――が低くなるという説を唱えた。抵抗が低くなると同じシナプス間のシグナル伝達が「増強」され、そのネットワークが独立した実体として発火できるようになり、ひいては一つの恒久的な記憶が作られる。脳科学者がよく言うように、つながっているニューロンは一緒に発火するのである。

現在受け入れられているモデルであるヘッブの理論において、短期記憶は一時的な段階にすぎない。意識されない記憶は弱まる。記憶をより長持ちさせるには、発火の繰り返しによって構造に変化が起こらなければならない。今では記憶の「固定化」と呼ばれているプロセスだ。人間の場合は、このプロセスで海馬が重要な役割を果たす。厳密なメカニズムはまだわかっていないが、さまざまな領域――視覚、聴覚、嗅覚――の皮質が意識経験によって活性化されると、それらが海馬にシグナルを送り、さまざまな感覚と知覚が海馬で圧縮されてまとまった全体になるようである。

続いて、海馬がＤＪのように振る舞ってエピソードを繰り返し再生しては、発信源だった元の領域

＊　この発想を最初に広めたのはデカルトではない。プラトンも同じように、記憶をガラス板のエッチングになぞらえている。彫り込みが深いほど、記憶はより長持ちするというわけである。

にシグナルを送り返す。するとその経験が繰り返し――無意識にであっても――追体験される。皮質回路が固まると、海馬はこのプロセスから手を引いてよくなり、その記憶は皮質で生きている。このプロセスは眠りの最中に起こることが多く、そのため記憶の形成には睡眠が重要だと考えられている。

ということは、海馬が損なわれていた私の父はこうした理由で、子どもの頃の出来事、たとえば一九四七年のインド・パキスタン分離独立は今なお思い出せる一方、さっき昼食で何を食べたかは思い出せないのだ。子どもの頃の記憶は、海馬からおおかた独立している皮質ネットワークに固定化されているのである。

固定化のプロセスは、記憶の種類や性格によって数日や数週間、ともすると数年かかる。新しい情報が入ってきたり古い情報が思い返されたりすると、記憶は変わりさえする。今でもよく覚えている一例をご紹介しよう。私が医学部生だったときの神経学の授業で、ある講師が睡眠（sleep）と関係のある単語を画面に一五個、フラッシュ式で見せたあと、それらをできるだけたくさん思い出して書けと指示した。私は、平和（peace）、あくび（yawn）、眠い（drowsy）、いびき（snore）、まどろみ（slumber）、ベッド（bed）、休息（rest）、ブランケット（blanket）を書いた。学生が書き終わると、講師は何人がbedを書いたかと聞いた。ほぼ全員が手を上げた。次に、何人がsleepを書いたかと聞いた。かなりの人数が書いていた。だが、さっき見せた単語のリストにsleepは入っていない、と講師は指摘した。

「記憶している過去は私たちが思うよりもはるかに脆く、あてにならず、謎めいている」と神学者ジョン・スウィントンが二〇一二年の著書『認知症――神の記憶の中で生きる（*Dementia: Living in the Memories of God*）』に書いている。記憶の固定化は生成処理であり、修正や操作や再構築が起こる。新しい情報や知覚、さらには情動によって元の経験が変えられると、記憶が改変されることがある。記憶は今このとき真実だと思っている内容に沿うよう再構成され、やがて原形をとどめない作り話で満ちあふれることになりかねない。私の母は死んだとき安楽椅子に座っていた、とのちに（誤って）言い張った私の父は、自分の記憶の内容を無意識に変えるときに誰もがやっていることを極端な形でやっていたのである。

私たちの記憶はさまざまな場所に存在している。本やハードディスクやスマートフォンなど、精神外の実体で生き永らえている。* 複数の脳で、たとえば家族の脳で共有されていることもある。メインの脳に障害が発生した場合には、思い出すという作業をほかの脳が代行しなければいけなくなることもある。

あれは両親がロングアイランドに越してくる数年前、霧に包まれた一二月のある日のこと、私は長めの距離を走ったあと、セントラルパークで父に電話した。あの日の夕方は風が強かったが、落ち葉の山は冷たい雨に濡れて地面にへばりついていた。父が、その頃亡くなったばかりだった遠いいとこのヴィカスの話を持ち出した。父の親族の大半の場合と同様、インドで生まれ育った彼のことを、私は知ってはいたが会った覚えはまったくなかった。

「残念だったね、父さん」

「ああ、まあ……」。父の声が尻すぼみになる。

「何で死んだの?」

* Andy Clark, ***Supersizing the Mind: Embodiment, Action, and Cognitive Extension*** (New York: Oxford University Press, 2008) を参照。

「わからん。何かあったんだろう。オレの友だちがみんな死んでいく。同級生だった教授の友だちにデリーまで会いに行ったら、そいつも死んでた。ときどき思うぞ。そろそろ机の上を整理して論文を全部捨てなきゃいかんかなと」

父もいつかは死ぬ――そんな恐ろしい経験が私を待ち受けている――という思いが、走ったあとの爽快感をかき消す。

「死ぬのは恐い?」と私は聞いてみる。

「恐くはないが、死にたくもない」と父は間髪入れずに返す。「やりたいことが山ほどある」

「じゃあ、死後はどうなると思う? 生まれ変わるか、それで終わりか」

「オレに言わせれば、それで終わりだ」と父は言い切る。「そのあと何かあるのか、オレにはわからん。誰も知らない」

辺りがどんどん暗くなっていく。ティーンの若者たちが大きな岩の上でたむろし、けらけら笑いながら霧の中へ煙を吐き出している。

「それで終わりなら、山ほどいろいろやることに何の意味が?」

「まあなんにしても名声はいつまでも残るからな」

「でもそれを本人は知らずに終わるじゃないか。なのに何の意味が?」

自分がこの世で自分を覚えていなくても、他人が覚えているだろう。そうとわかっていることが慰めになる。だから意味はある。これが父の説明だった。

それからほどなく私は思い知った。愛する家族がまだ生きているうちからこの重荷を背負わなければならない場合があることを。

5　いつの日か、そこに彼女の姿はなく、これが残されているのみ

ゴードン医師に初めて診てもらってから一年のあいだに、父の症状は軽度認知障害とは言えないほどにまで悪化した。のちに自分の名が冠された病気についてアロイス・アルツハイマーが最初の症例を発表して二〇年後の一九二六年、ドイツの精神科医エルンスト・グリュンタルが、アルツハイマー病の特徴として物忘れ、仕事や身なり絡みの不注意、理解力の低下、極度の怒りやすさなどを挙げている。ロングアイランドに越してきて一年が経った頃の父には、これらすべてが見られていた。

だが、この病気の現実を直視できなかったのは父だけではなかった。この私も、父のこまごまとした失敗の言い訳をひねり出していた――というか、ひねり出そうとしていた。父が鍵を忘れて出て家に入れなくなるたび、そんなことは誰でもやらかす、と私は兄と妹に説いていた。父が鍵をどこに置いたかを忘れたり、銀行から現金を引き出したかどうかを忘れたりしたときも、父は疲れているうえ、母は病気だし、そんな状況では誰だっておかしな行動をするものだと私は言い張っていた。

二〇一五年一二月、私たちはピーアが舞台に立つ二年生のクリスマス劇『不思議の国のアリス』を観に行った。その晩の母は、席にたどりつくのもやっとだった。男の子はごわごわしたカーキ色のズボンをはき、女の子は明るい青のドレスを着て、みんなそわそわしており、そんななかで母に急な階段を下りてもらうのには本当に苦労した。父のほうは調子が良く、冗談を口にしたり、児童たちをか

らかったり、若くてきれいな母親がプログラムを落としたときにはいんぎんに拾ってあげたりしていた。劇が始まると、父は場が終わるごとに大きな拍手を送っていたが、舞台上の児童が演技の一環として拍手をし始めることがあると、場の最中でも拍手していた。あれは意図的に違いない。父はわかってやっているのだろう。狭苦しい客席で父を不審な目でちらちら見ながら、私は自分にそう言い聞かせていた。

年が明けると、厄介な失敗が増えていった。一月、父は信号無視で交通違反の切符を切られた。二月、父は食品スーパーチェーンのトレーダー・ジョーズの駐車場で、運転していた古いアウディを、止めてあったほかの車にぶつけた。当初は自分が事故の当事者であることすら頑なに否定していたが、相手の車の壊れたテールランプの写真が付された警察の調書を見せると、ようやく引き下がった。兄と妹は父から車の鍵を取り上げたがったが、私は反対した。誰でもミスは犯す、今回は大目に見るべきだ、と私は主張した。

だが、ほどなく父の失敗はかばえるものではなくなった。父はヒンドゥー教の寺院で、父の言う〝インドの賄賂事情〟の実態を巡って、ほかの信者に議論をふっかけていた。父は自国支持を公言してはいたが、国力の弱さや第三世界にありがちな腐敗がなかなか解消されないインドを見下していたからか、愛国心は一貫してあまり強くなかった。あいにく、父の見方は寺院のほかの信徒には受け入れがたく、やがて父は礼拝への参加を禁じられた。

父によるお金の管理もおかしくなっていった。ある日に七〇〇ドル、その数日後に二一〇〇ドル、と銀行で多額の現金を引き出しては、家の中に置きっぱなしにしていた。家には母の介護者たちが出入りしていたこともあり、兄と私はやめるよう説得を試みたが、父はやめようとしなかった（あるいは、やめられなかった）。そこで、兄と私はそうしたお金をこっそり持ち出しては父の口座に戻し入れた（父はそのことに気づきもしなかった）。それでも、お金や宝石はなくなり続けた。滞納の請求書も増えていた。バナナ・リパブリックからの請求書など、ダイニングテーブルに山と積まれた書類の合間から兄が偶然見つけたときには、すでに取立代行業者の管理下にあり、先方は五月から連絡を取ろうとし続けていたらしかった。支払いを済ませようと兄が電話すると、担当者は電話を保留にして兄を二〇分待たせたあげく、兄が委任状を提示しない限り、自分は兄と話すことができず、ましてや兄からのお金は受け取れない、と言ってきた。兄は妹と私にこんなメッセージを送ってきた。「とにかく支払いたいと言ったんだが、それさえもさせてくれなかった。大爆笑（Lmfao)。笑ってはいるが、ものすごくいらついてもいる」〔lmfao は"laughing my fucking ass off"の略語〕

私もとうとう、父からのある電話を機に正当化をやめた。二〇一五年の秋も深まったある日の午後、私は病院で回診中だった。「お前に聞きたいことがあるんだ、サンディープ」と父は事もなげに話し始めた。「反対だったらそう言ってほしいんだが、母さんは介護施設に入れたほうがいいんじゃないかな」。その口調はまるで今日の夕食は何にするかと聞いているかのようで、五〇年以上連れ添っていた愛する伴侶の運命を決めている感じではなかった。

「父さん」と言って私は平静を装おうとしたが、実際にはショックを受けていた。「母さんはどこ?」

「母さんならここに一緒にいる」と言うと、父は母のほうを向いたようだった。「サンディープと話してるんだ、お前を介護施設に入れるべきかどうかについて」

母が泣き出した。聞くに堪えない悲痛な声で。

「そうすべきと言ってるわけじゃないよ、ラージ」と父は母に対して前言をすぐさま撤回した。「そのことを考えるべきだと言ってるんだ。お前次第でもあるし。でも、入れば面倒をよく見てもらえるぞ。もちろん、オレたちは毎日会いに行く」

事務的な口調だったあの電話、なんとも酷な内容をその意識なしに言っていたあの電話で、私は父の病状がさらに進んだことを痛感させられた。私は一年以上、兄や妹や母には見るも明らかだったことを信じようとしていなかった。父に（そしてもしかすると私にも）待ち受けていることへの恐れから、私は正当化してばかりだった。だが、あれを機にやめた。それどころか、以降の私は、父にはもはや普通の思考はできないという真逆の（ともするといっそう有害な）思いに捕らわれた。

父が言ったことにはそれからも耳を傾けてはいたが、私がそれに応えたりそれを尊重したりすることはほとんどなくなり、あったとしてもそれが常識的に言って普通だと思えた場合に限られた――二〇一六年の大統領選で、ある共和党候補が見せた道化ぶりに対するコメントとか。常識的におかしい内容や父にしかわからなさそうな話は――要するに父は――無視された。父はよく一族の昔話をしたが、私にはつまらなかったし関係もなかったので、文句を言ったり、話を終わらせたりした。私が父の気分を害し、すでに深かったであろう父の孤独をいっそう深めたことに、疑いの余地はない。意図的ではもちろんなかったが、それは言い訳にならない。脳の病気を患っているという――父との会話を私が容赦なく解釈して確信した――レッテルを貼ったとたん、私にとっての父は家族のなかで脇役となり、狭まる一方の檻にかつての父のミニチュアとして閉じ込められた。そんな父を、私は檻の外から哀しげに見つめるのだった。

似たようなことは母に対しても起こった。パーキンソン病（あるいはひょっとすると服用していた治療薬）のせいで母が幻覚を見始めると、きょうだい三人そろって母の行動や感情のほぼすべてを病気というプリズムを通して解釈しがちになった。これは社会心理学者のトム・キットウッドが「悪性の社会心理」と名付けた振る舞いで、非人格化の一形態だ。母は自分がもう満足に歩けないせいい、あるいは父が自分の訪問介護者たちとたびたび言い争っているせいで、悲しんだりふさいだりしていたが、私たち（や母の主治医たち）はそれさえも神経学的プロセスがうまく機能していない証拠だと解釈し、つらくもどかしい環境に置かれた人が普通にしそうな反応だとは解釈しなかった。この頃の私は心臓に関する本を執筆中で、その中心的なテーマを心理社会的ストレスが人の健康に及ぼす有害な影響に据えていた。なのに自分の両親のこととなると、私の思考は〝両親の症状は純粋に細胞病理の結果〟という疾患モデルに退化していた。父と母は、病気によってばかりか、二人に対する私たちきょうだいの反応によっても枠にはめられ、軽んじられていた。

二〇一五年も押し詰まったある冬の日、私は急用だと言う父から家に呼ばれた。ダイニングテーブルについていた母が目をはらしている。母が新しい――ここ一カ月で三人目の――訪問介護者のスジャータを、ブランケットの置き場所を間違えたと言ってとがめたらしい。「母さんには何度も言ってるんだがな。ブランケットなんかないって。だが聞く耳を持たん」といら立っていた父が声を上げる。「言ってやったよ。『いつまでも責めてるとスジャータが辞めるぞ！』って」

私は椅子を動かして母の横に座った。「母さん、ブランケットはないよ」と私はきっぱり言った。

「スジャータは取ってない。取ってたとしてもかまわないさ。どのみち安物だったし」

「あなたにすれば安物かもしれないけど、わたしにとっては違う」と母は反論した。

母の気を静めるため、私は二階へ駆け上がると、母のクローゼットの中を探しまわった。絹のスーツの山があり、私が母に買った腰のマッサージ器が箱に入ったままあり、礼拝用の聖遺物があった。だがブランケットはなかった。「あちこち探したけど、どこにもなかったよ」。私は二階から下りてそう伝えたが、母は自分が行って探すと言いだした。転倒のせいで痛みの残る右手の代わりに左手で階段の手すりを摑み、母が階段をいつもよりきびきびと上がる。主寝室で、私はクローゼットの棚から包みを下ろし、プラスチックの袋のファスナーを開ける。「違う、それは掛け布団」と母が言う。

母が探していたのはこれではない。

ゲストルームのクローゼットを引っかき回しているうち、ベッドシーツでくるまれた別の包みがあることに気づく。開けてみると、母が探していた色鮮やかなウールのブランケットが折りたたんで積み重ねられている。「ほら」と母が勝ち誇ったように声を上げる。横に立っていた私はきまりが悪く、返す言葉が見つからない。母がさっそく部屋を出る。「さあ、下りてお父さんに知らせなきゃ。もううそつきとは言わせませんからね」

外で雪がちらついていたその晩、母が寝室に下がったあと、私は父と二人で黙ってダイニングテーブルについていた。父は望みを捨てるタイプでは決してなかったが、その父から見ても母は末期症状の負の連鎖に陥りつつあり、深刻になる一方の問題どうしが競合して、ある問題の解決策が別の問題を引き起こしていた。「母さんがかわいそうで」。消音にしたテレビのニュースを見つめながら父が言った。「母さんは自分のものを人に触らせたがらないからな。いつの日か、そこに彼女の姿はなく、これが残されているのみ、ってことになるんだろう」


ピーアのクリスマス劇の二週間後、私の家で私の四七歳の誕生日パーティーがあった。父と私はそこでちょっとしたいさかいを起こした。父は私の客人とやり取りできるようにとメールアドレスを聞いていたのだが、アドレスを控えておいた紙をなくしてパニックになった。アドレスはあとでメールするからと私が言うと、父がかんしゃくを起こし、お前は忘れると言い放った。今度は私がかんしゃくを起こし、自分で置き場所も覚えていられないのに何かを書いてくれと頼むなど意味がないと返した。このちょっとした口論を除けば、総じてお祝いの雰囲気だった。ケーキが切り分けられ、皆が

「ハッピーバースデー」を大合唱していた頃には、すべて忘れ去られていた。

ところがその数日後、通勤中の私に父が電話ですぐ来いと言ってきた。「あとにできないかな、父さん？」。私は雪の溶けかかったロングアイランド・エクスプレスウェイを走っていた。「病院に行く途中なんだけど」

「これもお前の仕事だ」と父がはねつける。「母さんのために電話したんだ」

私は仕方なく次の出口で高速を下りて、すぐさま二回左折し、東行きで逆戻りを始める。腕時計に目をやる。最初の患者はあと三〇分は来ない。

「今じゃ僕たちはすべてを投げ出して気まぐれに付き合わなきゃいけないわけだ」。渋滞の中を縫うように走りながら、私は電話で兄に愚痴る。「理由？　臓器を提供したいって父さんが僕にまた言えるように？」

「そういう電話にはおれもうんざりしてる」とラジーヴが同情する。「母さんに困らされることはそれほどないが、これはまあ一括契約だからな」

兄と父は絶えず緊張関係にあった。伝統的なインド人家庭の長男でいることは楽な役目ではなかった。ラジーヴはその役得にあずかってもいたが、その責任を毛嫌いしてもいた。たとえば、両親が認めそうな相手と結婚する、両親が誇りに思えるような職に就く、弟や妹のお手本として振る舞う、父の心からの深い信頼という重荷を常に背負う、といったことだ。ラジーヴは一四歳のとき、父の最初の著書『トウジンビエとその関連種の細胞遺伝学および育種（*Cytogenetics and Breeding of Pearl Millet and Related Species*）』のタイプ打ちと校正役に選ばれ、謝辞にはきょうだいのなかで兄の名だけが載った。父からの指名で、研究室の暗室で顕微鏡写真の現像に徹夜で付き合っていたのも兄だった。毎週土曜の朝の夜明け前になると、兄が眠たそうに寝室に入ってきて現像液のつんとする臭いを漂わせたものだった。あの臭いは今でも思い出せる。

父が兄をひいきしていたのは、ラジーヴが物事を正しいやり方で、つまり完璧主義のきらいがあった父の望むやり方でやっていたからだ。兄はたいてい口では文句を言いつつ、最後にはいつも期待どおりにしていた——罪悪感からか、義務感からか、あるいは親の好意を失うことが本能的に恐かったからか。

ダンプカーのはねあげる水しぶきがフロントガラスに飛び散る。私は急に後悔の念に駆られる。「僕たちはあるべき形で、というか、よその息子がしているようには両親を愛していないのかもしれない」

「おれは罪悪感は抱いてないぞ」とラジーヴが淡々と言う。「親のためにやってることについて、心の折り合いはついてる」

「でも、やらなきゃダメだからやってるんだろ、やりたいからじゃなくて」

「愛情からやってるやつもいる。義務感でやってるやつもいる。おれは義務感でだ」

私たちの動機はさておき、うちの両親の老後はかつての思惑とは違って、親は病気を抱えながら自分たちだけで暮らし、息子たちは仕事やほかの責務の合間に短時間の訪問をなんとか都合する、という形になっている。私たちは子として親の面倒を見ることを約束していたが、実のところは守っていなかった。仕事や家族、両立しない優先事項など、こちらにもそれなりの理由はあった。だが結局、この放棄は私たちが暮らしのなかで数々している選択の一つにすぎず、その要因は減りゆく時間や大きくなる責任、そして意欲不足もそうだったかもしれない。物理学において、水などの物質の固体、液体、気体の三相が共存する温度と圧力を三重点と呼ぶ。気がつけば兄と私は、家族の役割の面でそこにいた。二人とも親であり、伴侶であり、そして今や介護者だ。どの役割も、ほかとの関係で気の抜けない不安定な平衡点にある。

高速を走りながら、私はこう思わずにいられなかった。うちの両親は、インドで老後を過ごしたほうがよかったかもしれない。少なくともかつて住んでいた辺りなら、近くに親族が——そこの角にきょうだいが、一ブロック先にいとこが——いて、いざとなればいつでも手を差し伸べてくれる。ふた夏前の父の退職パーティーで、両親のロングアイランドへの引っ越しについて話し合ったとき、義理の弟のヴィニが「インド人は拡大家族に慣れてるからなあ」と言っていた。一方、ヴィニがよく口にすることだが、アメリカ風の生き方では、個人の目標を軸に据え、集団としての責任を後回しにする。この文化は、私たちには——もしかすると両親にも働き盛りの頃は——都合が良かったが、二人とも病を抱えて手助けを必要としている現状ではなんとも無力だった。当然ながら、私たちが国を離れたあと、インドも変わり、今や家庭の外で働く女性は多い。高齢者の面倒は国内各地に次々と立つ介護施設に、とはいかなくても民間の賃金労働者に頼むことが増えている。それでも、多世代家族がまだ標準的だ。今なお支配的なのは、高齢者の世話が優先される文化、あるいは少なくとも個人の目標のためでも簡単には犠牲にされない文化である。

「お前はいつまでも居宅介護にこだわるが、もうそんな段階じゃないぞ」と言う兄の声を聞きながら、私は高速を下りてヒックスヴィルに入る。「昨日はおれがまた行かなきゃいけなかった。父さんが家に鍵を閉じ込めたから」

「あれは父さんのせいじゃない」。私はいつもの癖で父の弁護に回る。「玄関がロックされてたんだろ。父さんはガレージから出た」

「サンディープ！」と兄が声を強める。「お前、本気で思ってるのか、父さんが自分で自分の面倒を見られるって？　今じゃテレビもつけられないんだぞ！　父さんが最後にメールを送ってきたのはいつだ？　たぶんもうやり方もわかってない。お前はいつまでたっても父さんに運転させようって言ってるが、そのうち人様にけがさせるぞ。自立にこだわるのはやめにしろ。母さんと父さんは違う生活環境に移る必要がある。スニータはおれと同じ考えだ。お前は違う」

家に着いてみると、玄関のドアが開いている。まだパジャマ姿の父が、スピーチのリハーサルでもしているかのように、リビングを行ったり来たりしている。家の中は廃品置き場の様相を呈し始めている。ダイニングテーブルの上は、父が整理しようとしていた古い書類が積まれたままだ。壁には昔行った旅行の思い出の品が脈絡なく掛けられている。チベットのプレート、スイスの時計、ありとあらゆる模造品。遠い昔の記憶。

父が私に気づいて急に歩みを止める。「座れ」とダイニングテーブルを指す。

「父さん、あんまり時間が……」

「座れ！」

テーブルには、父のノートパソコンと、先週私が父に贈った――私の誕生日だったのだが――ジェイムズ・ワトソンの『二重螺旋』〔邦訳は青木薫訳、新潮社ほか〕が置かれている。表紙には父の字で「この大切なプレゼントはサンディープから！」と書かれているが、開かれた形跡はない。

私はビニールのカバーが一年以上かけられたままの背の高い椅子に腰を下ろす。「で、何、父さん？」

父が少し時間をかけて考えをまとめ、「今のお前があるのは、主にオレのおかげだ」と切り出す。そして間を置き、この言葉の意味を私に考えさせる。「すっかりとは言わないが、主に。お前を医学部にとどまる気にさせたのはオレだ」

唐突ではあったが、父の言い分には一理ある。私が医学部生だった頃、私の意欲がなえるたび、父はいつも私の話をじっくり聞いては力強く励ましてくれていた。「なんでまたその話を？」私は答えをせかす。

「お前の誕生日パーティーで、お前は母さんの話しかしなかった。オレについては一言二言触れただけだ。おかしいじゃないか」

私は乾杯のあいさつを思い返し、父がそもそも内容を覚えていることに驚く。「母さんについて何か言ったからってどうだっていうんだ？　あんな人生送ってきたんだから、何かしらの賞賛に値するって思わない？」

「だからお前の書いた本を母さんにやったわけか、オレじゃなくて」。父が私の二冊目の著書『ドクタード——あるアメリカ人医師の幻滅（***Doctored: The Disillusionment of an American Physician***）』を手に取る。「どっちの名も挙げろ！」

「一冊目は父さんに捧げたじゃないか」

「そんな覚えはない」

「捧げた！　父さんが忘れただけだ」

父は私を無視し、私の著書のあいだにはさんでいた郵便物を何通か取りだす。「うちに来る郵便はどれもラジーヴ宛てだ」と言って父が封筒を掲げる。その手が震えている。

兄は代行業者から取立通知書が送られてくる事態を避けるため、請求書の名義をすべて自分に変えていた。「あとでラジーヴと話をしなきゃね」と私は返す。

「ラジーヴと話す？　何のために！」。父が激高する。「ここはオレの家だ！」

「そう、父さんの家」と私は冷静に返す。

「なら、なんでどれもこれもラジーヴ宛てなんだ？」父は表紙の剝ぎ取られた裸の小切手帳を摑むと、書き込み済みの小切手を切る。「ほら、この家のカネ」。父は怒り収まらぬ様子だ。「ファーゴで家を売ったときの。ラジーヴに渡せ」

父がこれまでなかったほど小さく、弱そうに見える。「関係ないよ、父さん」。私は口調がきつくならないよう気をつける。「僕たちは家族だから」

父がノートパソコンを開き、見せたいものがあると言う。私は壁の時計に目をやる。さすがにもう最初の患者が受け付けを済ませる頃だ。私が見守る前で、父がログインページを睨む。

「疲れてるみたいだね」

「オレはいつも疲れてる」

「いや、いつもより疲れているみたいだ。何か問題？　母さんの具合は？」

父がしばらく黙る。「母さんは……変わらん。昨日の夜は、カーペットの上で人が何人も寝てるって言いだした。『いや、ラージ、誰もいやしない』と言っといたが」

私は何かかける言葉を探す。発病以来ずっと母の面倒を見ている父に、私は敬服していた。たとえ父が、私たちきょうだい同様、力不足のことが多いにしても。「尊敬するよ……」と言って言葉に詰まる。何を言っても空虚に聞こえる。

「いや、オレは母さんを愛している」と父が間髪入れずに返す。「このくらいのことは当然だ。お前もわかってるだろう、母さんがどれだけオレたちのために自分を犠牲にしてきたか。インドにいた頃は学校で教えてたんだ。あの厳しい日差しの中、バスを二台乗り継いで通勤してな。オレが失業してたときもオレの味方だった」

私はじっと耳を傾ける。あのとき、父の心は晴れ渡っていたようだった。

「二人していい人生を送ったよ。オレは賞だの、金のメダルだの、自分の名を冠したセンターだの、さんざん手に入れたさ。母さんもいい人生を送った。だが、オレたちは人生の最期に差し掛かってる。最近ときどき思うんだ。オレたちは死ぬのがいちばんなんじゃないかって」

私は椅子から飛び上がらんばかりに立ち上がる。「何言ってるんだ、父さん？」

父が私を透かして数千キロ向こう見るような目をしている。「オレも昔は仕事ができた。講演、パワーポイント、メール。それが今じゃ……」と父の声が消え入る。

「できることはまだいろいろあるよ、父さん」と私は励ます。「前から話してたみたいにコールド・

スプリング・ハーバーに行くのもいいし。あそこのサマークラスで教えるのもいいかもしれないし。」――もう無理だとはわかっていたが――「それとも、そうだな、何かそういうのとは違うボランティアに参加するとか」〔コールド・スプリング・ハーバーはロングアイランドにあるリゾートの港町。近隣に生物学・医学の有名な研究所がある〕

母が寝室から父を呼ぶ声がする。またトイレに行きたいのだ。父が大声ですぐ行くと返し、私のほうを向く。「お前たちはオレがいなくなってもちっとも寂しくないだろうな。今じゃそれぞれ家族がいるし」

「寂しいに決まってるじゃないか」と私は声を上げる。「僕らには記憶がある！」

「まあ、二日か三日、一週間はあるかもしれんが、忘れるよ。だが、母さんはオレがいなくなったら寂しがるだろう。オレたちは人生を一緒に歩んできた。腹を立てたこともあったが、オレにとって母さんはそれはもう貴重な存在だ。いつだってそばにいてくれた」

私のスマホが鳴る。「わかるよ、父さん」と言いながら、早く出たい。

「わかってない」と父が声を荒らげる。「母さんは昔高校で教えてた。あの厳しい日差しの中、バスを二台乗り継いで。この話、お前にしたことあったか？」

私が車に乗り込んだとき、父は玄関口に立っていた。私がバックで車を出しているあいだ、父は頼りなげに手を振っている。父と一緒にいたい気持ちがぼんやり募ってくるが、行かなければならない。患者が診察を待っている。

ふいに、もう何年も抱いたことのなかった感情で胸がいっぱいになり、私は車のドアを開けると、玄関前の階段を駆け上がって、父にハグをする。綿のシャツからうっすら漂ってくるオールド・スパイスのデオドラントの香りが私を過去に連れ戻す。父が別人で、私が父を畏敬の目で見ていた頃に。すっかり夜が明けたのにまだパジャマ姿でいる今の姿を見ると、心が張り裂けそうになる。かつては仕事に誇りを持ち、いつでも自分（と他人）を管理していた父。最近は、父を見るたびヴィットリオ・デ・シーカ監督の映画『自転車泥棒』の父親が目に浮かぶ。愛情深く、世間離れしていて、家族思いだが、そこはかとなく悲哀も感じさせるあの父親が。あのときの私は、映画のラストで、罪を犯した父親を切なそうに見つめる少年のような気分だった。あの少年も、かつては父親を畏敬の目であおいでいた。

ハグする私に父が「ありがとうな、お前」と声をかける。私は父の無精ひげの頬をなで、キスをする。父が私の頭を軽く叩き、かすかに笑みを浮かべて、「親の代わりはいないぞ」と言う。今朝の出来事がまるごと、私が生まれてこのかた父が伝えようとしてきた教訓の一つであるかのように。「オレの母親のことを覚えてるか？　オレの腕に抱かれて息を引き取ったんだ」

私は目に涙をためながら車へ引き返した。そんな死に目ではなかったとは指摘できなかった。

6　我々がここで扱っているのは特異な疾患のようである

私があの頃読みあさっていた文献のいくつかでは、老化や精神機能の衰えに対する見方の変遷が数千年にわたってたどられていた。それによると、人類の歴史の大半において、父のような症状は老化の過程で普通のことだと考えられており、早くも古代エジプトの時代には、老いと物忘れには密接な関係があると思われていた。ただし、その元凶とされていたのは心臓で、たとえば紀元前二四世紀のエジプトの文書には、「疲弊して昨日のことも覚えていられない心臓を持つ」老いた裁判官が「毎晩どんどん子どもじみていく」ことが記述されている。

体が老いるにつれ往々にして精神機能が衰えることはギリシャ人も認識していた。紀元前四世紀には、プラトンとアリストテレスが加齢に伴う精神機能の衰えについて書いている。アリストテレスは、それは冷たい黒胆汁がたまるせいであり、ゆえに老人に高位の職は務まらなくなると考えた。「なぜなら、若い頃にその力となっていた見識がほとんど残っていないからだ」。老年に対するゆがんだ見方は、文明が進歩しても残った。紀元後二世紀のローマの哲学者・外科医のガレノスは、「老いは自然なこととはいえ、食事や成長と同じ意味でそうなのではない」と述べている。ガレノスは老化を「体が避けることのできない感染」にたとえ、加齢に伴う物忘れを脳内の「冷たい体液」のせいにしていた。もちろん間違いだが、脳内での物理的な変化が精神に影響しうるという認識は革命的な飛躍だった。

紀元前一世紀のローマの政治家キケローは、老いは必ずしも精神機能の衰えにつながらないと初めて認識した一人だった。彼は著書『老年について』〔邦訳は『老年について・友情について』講談社学術文庫に所収の大西英文訳ほか。以下、大西英文訳を引用〕で、「老年の愚かさ」は「すべての老人の特徴というのではなく、軽佻浮薄《けいちょうふはく》な老人の特徴」だと記している。キケローは、精神の衰えは活発な精神生活によって遅らせることが、ともすると防ぐことができると考えていた。それはランプに油をつぎ足さないと暗くなるのと同じことであり、「老化には抗わねばならず、絶えず注意して、その欠陥を補わねばならない。老化とは、いわば病気と戦うようにして戦わねばならない」と説き、さらに「肉体は鍛えればその疲労によって重くなるが、精神は鍛えることで軽やかになる」と記している。キケローの先見の明ある言葉には、脳を刺激する活動が認知機能の衰えを遅らせうる、という現在広く受け入れられている発想の萌芽が見て取れる。だが、キケローの考えはこの件に関する考え方にほとんど影響を及ぼさなかった。

中世と近世、認知症は関心も懸念も大して呼び起こさなかったようだ。理由の一つは、腺ペストのようなはるかに致命的な感染症が猛威を振るっていたからだ。それでも、精神錯乱や老化は日常生活にありふれており、そのことは芸術や文学でも表現されている。たとえば、リア王は推論能力の低下、妄想、見当識〔今の日時、自分の居場所、周りにいる人などを正しく認識する能力〕障害、精神病を特徴とする認知症のようなものを患っているかに見える（「だれでもいい、教えてくれ、わしはなにものだ？」〔『リア王』第一幕第四場より。小田島雄志訳、白水社より引用〕）。やはりシェイクスピアの登場人物である『お気に召すまま』の鬱《ふさ》ぎ屋のジェイキスは、人の生涯のぞっとするような終わり方を事細かにつづっている。

そして最後の大詰め、
この波乱に富んだ不思議な歴史の締めくくりは、
二度目の幼児期、完全なる忘却、
歯もなく、目もなく、味もなく、何もなし。

〔第二幕第七場より、河合祥一郎訳、角川文庫より引用〕

チョーサー、ボズウェル、スウィフトもそろって、老年期における精神の衰えについて書いている。たとえば、スウィフトの『ガリバー旅行記』において、不死のストラルドブラグは加齢に伴いひどい認知症を発症し、「頑固で、気難しく、強欲で、陰気で、自惚《うぬぼ》れでやたらとよく喋るのに加えて、人に好意を持つことができなくなり、人間としての自然の情も涸《か》れて」しまう。海馬絡みの衰えを明らかに見て取っていたスウィフトは、彼らの「記憶について言えば、若いころ、中年のころに目にし、学んだこと以外は何も覚えておらず、その記憶さえきわめて不完全」とも書いている〔以上、柴田元幸訳を引用〕。ストラルドブラグは長寿のおぞましさを象徴しており、なんとしても長生きしたいと思う者への警告となっている。

皮肉なことに、『ガリバー旅行記』の刊行から一〇年ほどのちには、当のスウィフトの認知機能が衰えており、徘徊が始まったり、記憶や言語、見当識がおかしくなったりと、アルツハイマー病によるものと言って臨床的にほぼ間違いない症状が見られている。七〇歳のとき、彼はある友人に宛てた手紙に、「記憶をすっかり失ったうえにひどい難聴で会話もできなくなってもう一年近くになり、いかなる治療もあきらめています」とつづっている。彼の伝記を書いたウィリアム・レッキーが一八六一年に刊行した本よると、「その後の症状は……精神錯乱ではなく、極度の知能障害だった」。やがて、スウィフトには諸事を管理する後見人があてがわれ、その頃の彼からは「知性のきらめきはすっかり失われていた」。そして、「この状態が二年続いたあと、彼は知能障害の眠りを死の眠りと引き替えた」

こうした大衆文学をよそに、認知症は近代科学以前のヨーロッパではあまり研究の題材にならなかった。人の心を操る力は超自然的なものであり、理性の範疇外だと考えられていたからだ。当時、知識向上の推進力としてはカトリック教会が支配的で、経験的な観察をもとに信仰の教義に疑問を投げかけることはえてして異端と見なされ、死刑が科されることもあった。

だが、一七世紀になると、認知症は神経精神病学的な症状であり、合理的な精査をもとに理解できる、という見方が広まって教義への服従が緩み始めた。たとえば、解剖学者は精神障害を説明できる手掛かりを求めて脳を探り始めており、認知症を発症した患者の脳が普通よりも硬くて乾燥していることを見いだした学者もいた。スイスの解剖学者テオフィル・ボネットはそれを「過度の湿度または低温によって押しつぶされた」ものと表現した。だが、ボネットよりも高名だったイタリアの解剖学者ジョヴァンニ・モルガーニがのちにこの所見に反論し、「私は［脳の］硬さにさほど重きは置かない。精神錯乱を起こさなかったなかにも脳があまり柔らかくなかった者がいたことを承知されたい」と書いている。こうした誤解があったにせよ、脳に精神障害の発生源として焦点が当たったことは特筆すべき進歩だった。それまでの人類史の大半で、情緒の源にして精神生活の中心と見なされていたのは心臓だったからだ。

一九世紀半ばになると精神疾患への科学的アプローチが定着し、以降、認知症で亡くなった患者の脳がしばしば萎縮していて普通よりも軽いことを大勢の医師が目の当たりにしてきた。フランスの精神科医ベネディクト・モレルは、一八六〇年刊行の教科書『精神疾患への対応（*Traité des maladies mentales*）』で、脳の重量の低下を「人類の退廃の現れ」だとしている。その四年後、イギリスの医師サミュエル・ウィルクスが、頭蓋骨の大きさに比べると小さすぎるほどにまで内部で縮んでいた脳

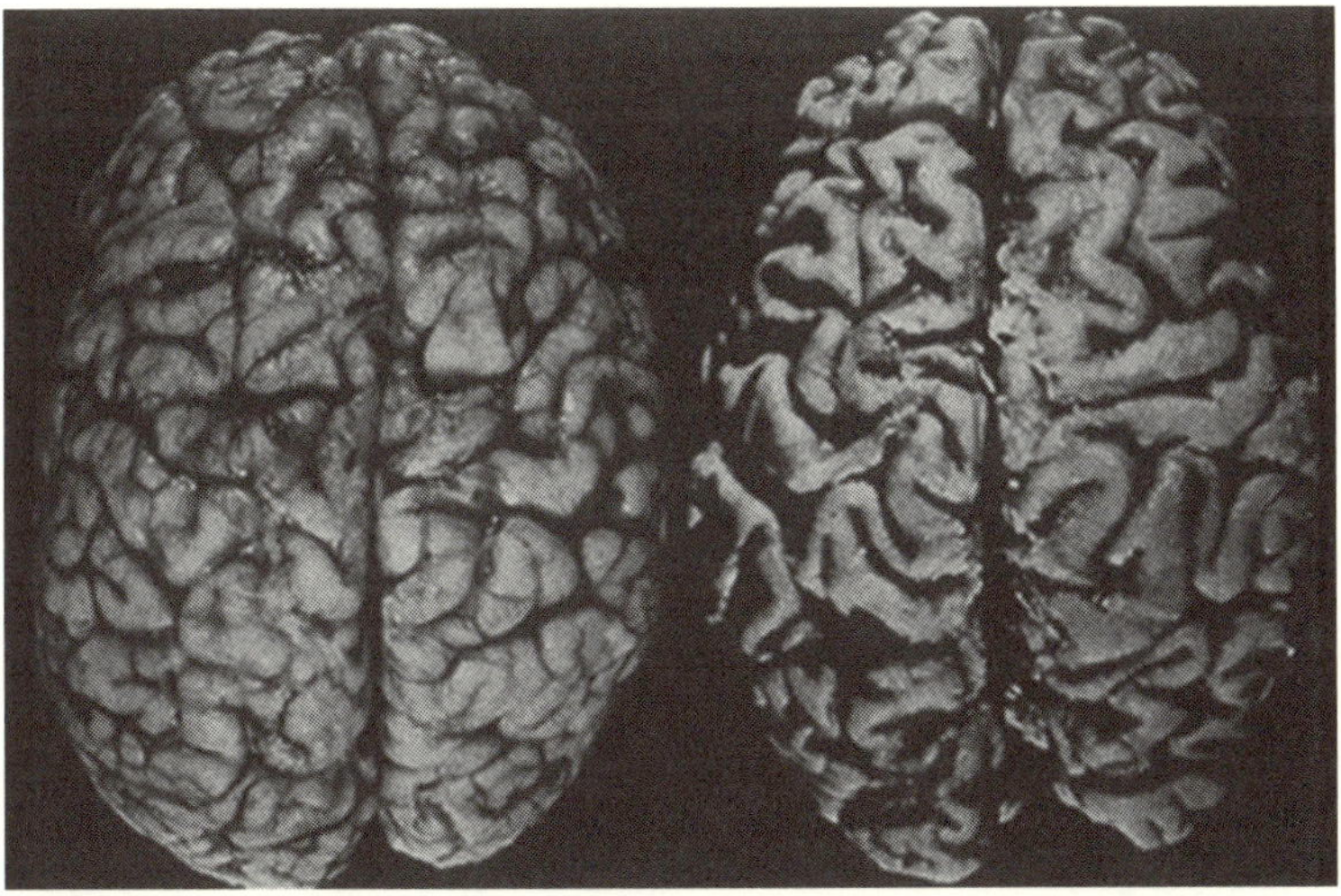

通常の脳（左）と萎縮した脳。脳の萎縮は 19 世紀の中頃に老年期認知症の 1 つの特徴として初めて認識された。
（Elsevier の許可を得て転載、N. C. Berchtold and C. W. Cotman, *Neurobiology of Aging* 19 [1998]: 173-189 より）

について、「脳溝が閉じておらず、間隙が大きく開いており、そこに血清が満ちている」と記述している。脳萎縮はほどなく認知症の代表的な特徴の一つとされた。さらに、検死解剖された老人の脳が必ずしも萎縮していないという事実が明らかになり、認知症は老化に伴って避けられないもの、というそれまで支配的だった考え方が覆された。

一九世紀には、精神病は治療を要する医学的症状だという認識もなされ始めた。現代精神医学の創始者の一人であるフランスの医師フィリップ・ピネルは、精神病の発症に道徳上あるいは宗教上の欠点ではなく遺伝と生理機能が果たす役割に目を向けた。ピネルは一八〇六年刊行の『精神病に関する医学＝哲学論』〔邦訳は影山任佐訳、中央洋書出版部、本文訳は本書訳者による〕において、日常的に患者を「御しがたい存在として、独房に監禁する、鎖で繋ぐ、などきわめて過酷に扱って陰鬱な運命をたどらせる」制度を非難した。当時、認知症の患者は往々にして「知能障害者、てんかん患者、中風患者」と、あるいは娼婦などの「堕落者」と一緒に監禁され、冷水シャワーやむち打ちなどの拷問を受けていた。

一方では、認知症の分類体系作りが進んでいた。フランスでは、ピネルの教え子の精神医学者ジャン・エティエンヌ・ドミニク・エスキロールが、加齢に伴う認知症（「老年期」認知症）を、梅毒と関連のあるものなど、ほかの後天的な認知症と区別した。当時は認知症の一〇例に一例近くが梅毒と関連のあるものだと考えられていた。エスキロールは、老年期認知症は「記憶の、とりわけ短期記憶の衰弱で始まり、注意を……払えなくなり、意志が不確かになり、動きが緩慢になる」と記述している。この時代、認知症のことは一般に痴呆、精神薄弱、痴愚、白痴などと言われていたが、エスキロールは「痴呆」（認知症）と「先天性の白痴」（知能障害）との基本的な違いを正しく認識していた。「痴呆者は以前享受していた強みを奪われた状態にあるのに対し、白痴者は以前から一貫してみじめな窮乏状態にある」

一九世紀末になると、加齢に伴う認知症は、動脈硬化によって血流が減って脳卒中につながったせいだと考えられた。脂肪性の沈着物で血管が詰まった高齢患者の「血管性認知症」の症例が、神経病理学者によってたびたび記述されていた。だが、認知症のあらゆる症例が血管の病気として説明できたわけではなく、特に比較的若年の患者が発症していた認知症の説明がつかなかった。その一つが、五〇歳で発症したドイツ人女性アウグステ・データーの症例だ。一九〇一年、彼女はフランクフルト市立てんかん・精神病病院に入院し、そこでアロイス・アルツハイマーという優れた精神科医の診察を受けた。

データーは、一人娘を育てながら幸せな結婚生活を送っているうち、精神錯乱の渦にのまれ始めた。当初の症状は、二八歳だった鉄道事務員の夫カールが浮気をしているという偏執性妄想だったが、ほ

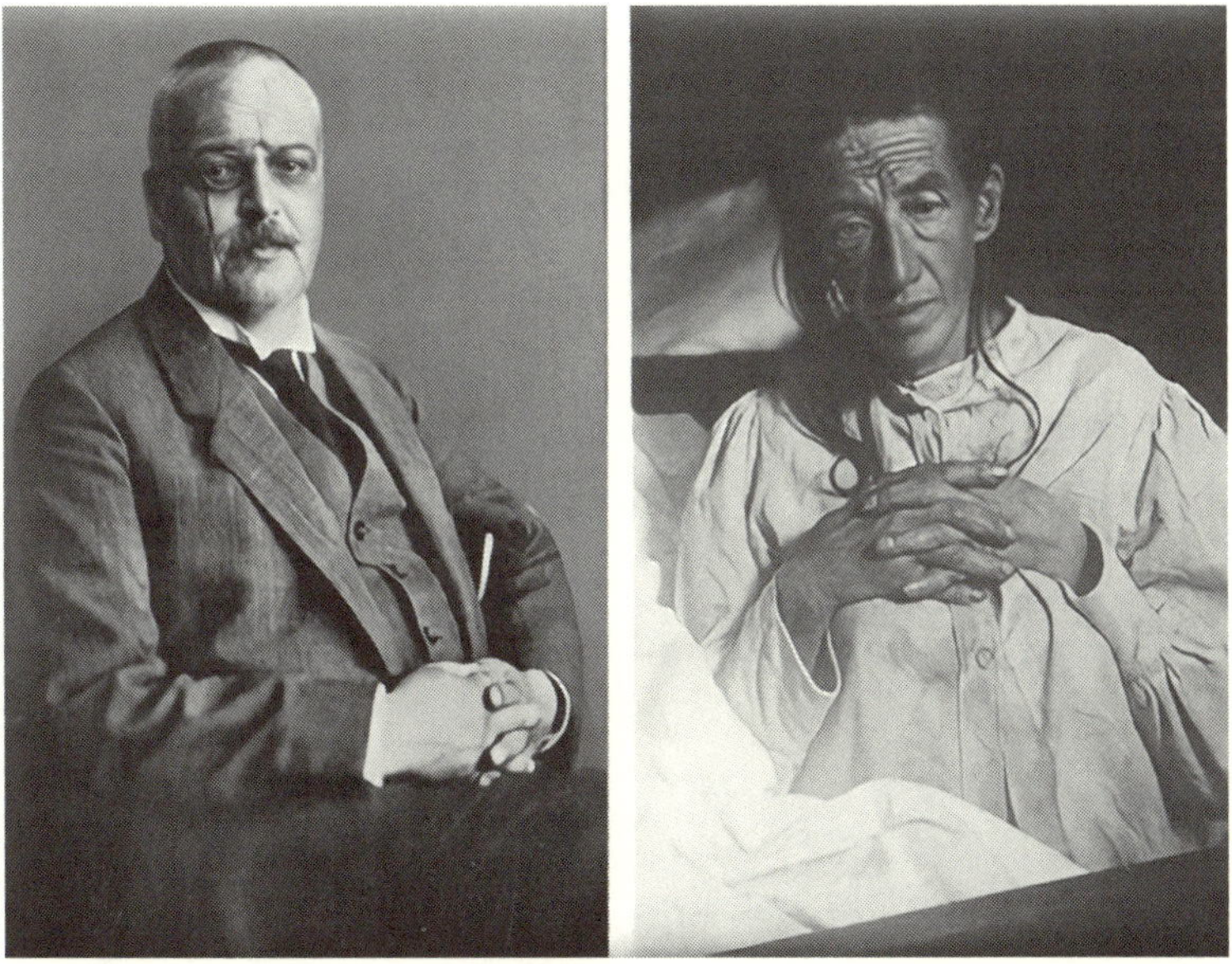

アロイス・アルツハイマーと彼の最も有名な患者、アウグステ・データー。

どなく健忘と深刻な見当識障害へと進行した。友人に初対面であるかのようにあいさつし、日々の出来事は起こったそばから忘れた。数カ月もしないうちに一人では何もできなくなり、当時「狂気の城」と呼ばれていたフランクフルトのあの病院に自分を入院させるよう夫に促したのだった。彼女は担当の医師らに「自分で自分がわからなくなってます」と訴えた。

アルツハイマーの記録によると、「入院中の振る舞いはどれも彼女がまるで無力になっていることを示していた」。たとえば、「彼女は時間や場所の見当識を完全に失っている。自分には何も理解できず、何もかもが奇妙に思える、と言うことがある。担当医を客人であるかのように出迎え、まだ家事が済んでいないからと席を外そうとすることがある。担当医が自分に切りつけようとしていると大声で叫んだり、相手に恥ずべき意図があるという疑いを示唆する表情で担当医を激しく非難したりすることがある」

アルツハイマーによると、彼女の歩行に問題はなく、反射は正常だったが、「記憶が深刻に損なわれている。品物を見せられるとその名前を正しく言えるが、そのほぼ直後にはすべて忘れている」。言語能力も損なわれていた。「検査文を読ませると、行を飛ばしたり、個々の単語をつづったり、意味をなさない発音をしたりする。書字では、文字列を音節単位で繰り返したり省略したりし、たちまちすっかり破綻する。会話では、途中で単語を脱落させたり、言い換え表現（たとえばカップの代わりに「ミルク壺」）を使ったりする。先を続けられないのが明らかなこともある」

当時、アルツハイマーは臨床精神科医として勤務していたが、真の関心の的は神経病理学だった。ベルリンで学生だった頃、彼は顕微鏡を使った細胞の研究に興味を持った。生まれ故郷のバイエルン州ウンターフランケンに戻り、ヴュルツブルク大学で医学を勉強したときには、細胞染色の技術を習得した。一八八七年に大学をきわめて優秀な成績で卒業して——博士論文のテーマは耳垢腺——あのフランクフルト市立病院に採用された。彼はそこで神経解剖学者フランツ・ニッスルに出会った。彼が考案してその名が冠されたニッスル染色は、特殊な細胞染色の一つとして今でも用いられている。

二人は友人になり、昼間は患者を診て、夜は一緒に顕微鏡の前で過ごした。ニッスルはかの年下の同僚が組織学——顕微鏡レベルでの細胞構造の研究——に関心を持っていたことを知ると、臨床のかたわら研究を進めるよう促した。だが、アルツハイマーがそれを行動に移したのは、裕福な銀行家の娘だった妻のセシリーが、三人目の出産後しばらくして亡くなり、アルツハイマーにひと財産を残したあとのことだ。経済的に自立できるようになってようやく、アルツハイマーはニッスルの助言を聞き入れて実験室での研究に専念した。自分の患者だったデーターが一九〇六年に亡くなったとき、アルツハイマーはミュンヘンの王立精神病院に移っており、ヨーロッパを代表する精神科医エミール・クレペリンの研究室で神経病理学者として働いていた。だが、アルツハイマーはフランクフルトを離

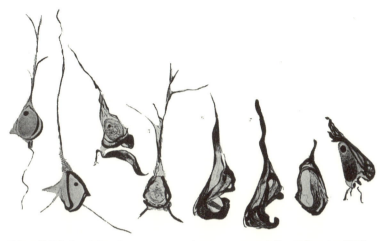

神経原線維変化と崩壊の進むニューロン（アルツハイマーと彼の同僚による描画）。

れる前、データーが死んだらそのカルテと脳を自分に送るよう依頼していた。それらは一九〇六年の春に届けられた。

　データーの脳を精査するなかで、アルツハイマーはまず著しい萎縮に気づいた。脳は軽くなっており、大脳皮質は同年代の標準よりも薄かった。彼は新たに開発された染色技術を用いて脳組織の薄片を顕微鏡で調べ、謎の異常を二つ発見した。まず、「皮質全体、特に上層に、特異な物質の付着によって生じた「いくつもの微小な」病巣が」見られた。現在、これらは「老人斑（老人性プラーク）」として知られている（アルツハイマーは「蓄積物」と呼んだ）。また、含まれていたその特異な物質、すなわち構造変化を経て「粘着性」になって微小な凝集体を形作る脳タンパク質は、βアミロイドと呼ばれている。病理学者はアミロイドについて、少なくとも一九世紀半ばには知っていた。老化した腎臓、心臓、肝臓などの器官の多くで、さまざまな種類のアミロイドの蓄積が見られていたのだ。だが、それが脳プラークの主成分だと——偏光を用いて——特定されたのは、一九二七年というずいぶんあとのことである。

もう一つの異常は、脳細胞内部の線維のもつれ《タングル》だった。このもつれはそれまで記述されていなかったのを、アルツハイマーが特殊な銀の染料を用いて認めたのだ。「それがなければ普通に見える細胞の内部で、一本ないし複数本の原線維が、その極端な太さと硬さで際立っていた」。のちに電子顕微鏡で明らかになったとおり、神経原線維はそもそもニューロン内で養分を運ぶ普通の構造物質なのだが、「タウ」と呼ばれるタンパク質が誤って折りたたまれて、繊維がらせん状にねじれると、異常となって本来の機能を妨げる。

アルツハイマーによると、この原線維が「一体化して密な束になり、やがて細胞の表面に達した。最後には核と細胞本体が崩壊し、原線維のもつれだけがそれまでニューロンのあった場所を示す」。五〇歳を過ぎた人の大半の脳には、こうしたもつれがいくらかはある。おそらく老化の一現象であり、普通の寿命のあいだに認知症を引き起こすことはない。ところが、アミロイドプラークが存在するなかでのもつれは格段に密で、より破壊的だ。アウグステ・データーの脳でもそうだった。彼女の脳は崩壊しており、細胞体はタンパク質の異常な凝集によって膨れ、彗星のような形に変化していた。彼女の大脳皮質のニューロンは三分の一近くが損なわれていた。

アルツハイマーの所見に関心を抱いたのが、当時ヨーロッパで誰よりも有名だった精神科医エミール・クレペリンだ。アルツハイマーの良き指導者だったクレペリンは、精神障害が脳の病変に由来することの立証にかねて取り組んでおり、アルツハイマーの得た結果はこの核となる信念に沿っていた。師は弟子にそれを科学界に広く知らしめるよう促し、アルツハイマーは一九〇六年一一月三日、チュービンゲンで開かれたドイツの精神科医の学会で初めて発表した。だが、彼の講演は一〇〇名ほどの聴講者の関心をほとんど引かなかった（その次だった強迫性自慰行為に関する講演のほうが興味をそそったようである）。

数カ月後、アルツハイマーは論文を発表し、そのなかで脳内における「独特な疾患経過」について記述した。「すべてを鑑みると、我々がここで扱っているのは特別な疾患のようである」と書いたが、この論文もほとんど注目を集めなかった。

それでもなお、クレペリンはアルツハイマーが何か重要なことを指摘していると確信し、一九一〇年、大きな影響力を持つ教科書『精神医学』の第八版〔邦訳は六分冊でみすず書房より。本文訳は本書訳者による〕に、アウグステ・データーの症例と弟子の所見を載せ、この症状を「アルツハイマー病」と呼んだ。クレペリンはこの病気の基本的な特徴として「理解力の低下、知的弾力性の低下、情緒関係の狭まり、活力の低下、頑なで手に負えなくなる傾向の強まり」などを挙げている。

クレペリンによると、「患者の感情生活は徐々に荒廃する。人生の苦しさあるいは楽しさの自覚がきわめて乏しくなる」。たいていの症例で、「知覚および記憶障害が最も特徴的な症状として現れる」。また、「患者の脳裏に子どもの頃の出来事は驚くほど鮮やかによみがえる」が、「最近の出来事の記憶に理解しがたい脱落が数多く現れ始める」。クレペリンは、アルツハイマー病の臨床的な意味合いはいまだ不明と認めていた。にもかかわらず、クレペリンの並外れて大きな名声によってこの名称は定着し、欧米では翌年にはもう精神障害患者の診断で用いられていた。

だが、認知症のメカニズムの理解は遅々として進まなかった。データーの発症年齢があまりに若かったことも理由の一つだ。彼女の症状は高齢の患者に見られた症状と似ていたが、答えの出ていない基本的な疑問があった。比較的若いアウグステ・データーのような認知症患者の症例を指す「アルツハイマー病」は、高齢者に見られる一般的な認知症と同じ病気なのか？

アルツハイマーもクレペリンもこの二つが同じだとは考えておらず、それはこの二人に限ったことではなかった。大勢の病理学者が、アルツハイマー病でのプラークやもつれや神経細胞死は、高齢者がかかる老年期認知症でのそれらよりも深刻だと主張していた。神経学者は、患者の挙動にも違いがあると主張していた。たとえば、アルツハイマー病患者のほうが落ち着きがなく徘徊が激しいというのだ（若い患者のほうが概して健康で、病気を抱えて生きる期間が長く、ダメージが大きくなる時間的余裕がある、ということなのかもしれない）。

このように、たいていの専門家の意見として、アルツハイマー病はわりと若年で見られるまれな症状だった。一九四一年、イギリスの神経病理学者W・H・マクメネミーは、「アルツハイマー病のことは、老年期認知症と類似する組織像を持つが、それがより広範で深刻であることが通例の、中年の精神障害と見なすのが最善のようである」と述べ、さらに「［原因因子の］性質について、我々はいまだ暗中にいる。我々の予想では、因子は毒性ないし変性起源で、高齢者に見られる類いの認知症に関連づけられているものと同様の結果を［脳細胞に］引き起こす」としているが、「これらの疾患どうしの関係に関する結論は控える」とも述べている。

アメリカでは、国民の寿命が延び、認知症の発症率が急上昇した。二〇世紀半ばになると、認知症を抱える万単位の老年患者が精神病院で暮らしていた。一九四六年、米国議会が国立精神衛生研究所を創設し、認知症などの精神障害に関する研究を始めた。それから二〇年にわたり、大勢の認知症患者が、荒廃していた精神病院から介護施設に移された。だが、何が患者を苦しめているのかについて、医学界は明確なアイデアを相変わらず持っていなかった。

にもかかわらず、一九七〇年代初期になると、アルツハイマー病（まだ中年患者に限った病気と考えられていた）と老年期認知症（高齢者の病気）が実は同じ病気だというコンセンサスができ始めた。一九七六年には、ニューヨークのブロンクスにあるアルバート・アインスタイン医科大学の著名な神経医学教授ロバート・カッツマンが、大きな影響を与えた論説を《アーカイブス・オブ・ニューロロジー》誌で発表し、この二つの病気の線引きは恣意的だと主張した。「さまざまな研究結果が示されているが、臨床医も神経病理学者も電子顕微鏡学者もこの二つの障害を患者の年齢以外では区別できない、という事実に変わりはない」

ヨーロッパで得られていたデータを精査したカッツマンは、アルツハイマー病を抱えて暮らすアメリカ人が一〇〇万人以上いる可能性があると主張した。彼の計算によると、アメリカでは毎年六万～九万人がこの病気で亡くなっていた。脳機能の喪失が肺炎、寝たきりに伴うその他の感染症、嚥下能力の喪失などにつながるからで、この数字はアメリカで死因の四位ないし五位に当たっていた。人口動態統計の標準表で無視されてきた事実である。カッツマンは次のように述べた。「老年期認知症患者の死亡証明書には、死亡時に発生した気管支肺炎、心筋梗塞、肺動脈塞栓、脳血管障害などの急性事象が記載される。これらの事象が［がんを抱えた］患者の命を慈悲深く絶つこともあろう。だが、診断書には直接死因の診断名が原死因として記載され、老年期認知症の存在は公に無視されている」。そしてこう結論づけた。「今こそ年齢による恣意的な区別をやめ、アルツハイマー病という単一の呼称を使用すべきと考える」

アルツハイマー病は蔓延している致死的な公衆衛生問題である、と世間を納得させることがカッツマンの目的だったなら、その目的は果たされた。アルツハイマー病に対する認識はわずか数年のうちに〝比較的まれな症状〟から〝アメリカにおける高齢者の死因の第四位〟へと変わった。* 一九七九年、ある家族グループがシカゴで会合を開き、アルツハイマー協会という全国的な支援団体を立ち上げた。その後、米国議会への働きかけによって創設された国立老化研究所が、一九八四年に国立アルツハイマー病研究センターを全国六カ所に設け、この病気の基本的なメカニズムについて研究を始めた。一九八〇年代と一九九〇年代には、女優のリタ・ヘイワースや元大統領のロナルド・レーガンなどの著名人が自身の認知症を公表し、社会認識がいっそう深まった（レーガンの認知機能上の問題は二期目

＊　米国国立医学図書館が公開している文献データベース MEDLINE で調べたところ、一九七五年に発表された論文のうち、キーワードとして「Alzheimer（アルツハイマー）」が含まれているものは四二篇しかなかった。

にはすでに明らかだった）。以来、認知症研究への国からの資金援助は三〇億ドルを超えるまでに増えており、この額は二〇一一年に比べると八倍近い。だが、これでもがん研究につぎ込まれている研究費の半分にも満たない。

　今日では、認知症には種類が複数あり、そのなかでアルツハイマー病が最も一般的なもの、と認識されている。アルツハイマー病の症状は概して高齢になると現れるが、一～二パーセントは（アウグステ・データーのような）もっと若い患者で見られ、こちらは主に遺伝性だ。アルツハイマー病は発症までの期間が長く、その最たる特徴のプラークやもつれは認知障害が発症する一〇年以上前に形成されると考えられている。ということは、二〇一四年一一月に父がゴードン医師に初めて診てもらったとき、父の脳の細胞やシナプスには深刻な、おそらくは取り返しのつかない損傷がすでに起こっていたことになる。

　アルツハイマー病はさまざまな脳領域に悪影響を及ぼしうる。長期記憶が処理される海馬で始まることが多いが、側頭頭頂葉で始まって言語障害を引き起こすことや、前頭葉で始まって判断力の低下や脱抑制行動〔周りへの配慮を欠いた、その場にふさわしくない失礼な行動〕を招くこともある。最初の損傷部位がどこであれ、病変は野火のごとく広がり、進行とともに患者の症状はえてしてとても似てくる。

　治療薬として承認されているアリセプトなどの薬は、記憶障害など、主に症状に対処するが、その有効性はごくわずかで、進行を遅らせたり回復に向かわせたりすることは何もしない。二〇二一年、米国食品医薬品局（ＦＤＡ）は抗アミロイド薬のアデュカヌマブを承認したが、同局が集めた専門家による委員会はそれに反対していた。* アデュカヌマブや同様の薬はアミロイドプラークを狙って排除する。この病気による脳損傷の主因がアミロイドなら、それでアルツハイマー病の進行を鈍らせることも期待できよう。だがこれまで抗アミロイド薬からは、高い信頼性で確認できる臨床効果が得られていない（認知機能を悪化させるケースもある）。薬を使うとアミロイドを消せるが意味のある臨床効果が得られないなら、認知症での脳損傷の主因はアミロイド以外の病変に違いないと考えるのが筋だ。現在はタウタングルを標的とする薬の研究が始まったばかりである。

認知症の研究が進むにつれ、〝アルツハイマー病はプラークともつれだけの問題〟という教義からより広範な概念化へと移行する必要性が明らかになりつつある。プラークももつれもアルツハイマー病の原因ではなく、別の病理過程（炎症など）の副産物にすぎないかもしれないのだ。近年のエビデンスからは、未知の病原体や死んだ脳組織をむさぼり食う脳の免疫細胞、「ミクログリア」の過剰な活動が脳の劣化を加速している可能性が示唆されている。著名な認知症研究者のルドルフ・タンズィーはそれを「ミクログリアは掃除屋のみならず殺し屋にもなる」と表現している。いくつかの研究グループや企業が、ミクログリアの炎症活動を抑える遺伝子に働きかける方法を探っている。実際、抗炎症薬に関するいくつか小規模な研究では、アルツハイマー病の発症リスク軽減に対するある程度の有効性が示されている。また、ヘルペスウイルスなどの感染性病原体や歯周病を引き起こす細菌が、アミロイド沈着の始まりに一役買っている可能性を示唆する研究もある。この仮説は研究や治療に、抗生物質の使用などの新たな道を切り開くかもしれない。

＊　二〇一九年、アデュカヌマブを製造していた製薬企業バイオジェンが、最終段階に入っていた同薬の二系統の治験について、プラセボよりも大きな効果を示さなかったと結論づけて打ち切った。ところがその数カ月後、より大規模な最新データを分析した結果だとして、同社は思いがけず同薬を復活させた。高用量を投与された初期段階のアルツハイマー病患者において、アデュカヌマブが確かに認知機能の低下を軽減させることが示されたというのである。

FDAの諮問委員会は、データのこの解釈を断固として拒んで、患者の希望をくじいたばかりか、ある意味、広く行なわれているこうした研究プログラムの基本原理そのものを退けさえした。患者の脳からβアミロイドの塊を取り除けばより良い臨床結果が得られる、というこの基本原理は、ここ数十年のアルツハイマー病薬研究の礎だった。だが、アデュカヌマブなどの薬の治験によってエビデンスが蓄積されるにつれ、この仮説に疑問が呈され、認知症蔓延の解決を目指して医学が採ってきたこのアプローチの再検討を求める声が上がっている。

ただし、たいていの患者が診断を下されるのは細胞死が大量に起こったあとであり、プラークやもつれの治療からは意味のある利益が得られそうにない。そのため新たな研究プログラムでは、ニューロンの成長とニューロン間のシナプス結合の回復に焦点が当たっている。

今後の動向がどうなるにしろ、ここ四〇年で何千何百という認知症の薬が、うまくいかなかったアルツハイマー病治療法のごみの山行きになってきた、という事実は動かない。蔓延している慢性病のなかで唯一、認知症には今なお有効な治療法がない。今の私たちが患者に差し出せるものには、一九〇一年にアルツハイマーがアウグステ・データーに差し出せたものとほとんど違いがない。かくも不毛な治療環境に相対する患者とその家族は、逆境にことのほか強くなければならない。

7　こういう日々がとうとう来たな

父の記憶力の衰えに歩調を合わせるように、母の運動機能や平衡感覚の障害も悪化した。母の病気は父の病気と肩を並べて進行した——五〇年にわたる母と父の人生とまさに同じように。母は転んで足を骨折し、救急治療室（ＥＲ）で半日過ごした。一点を見つめて動かなくなることがあり、無反応になってそのたびパニックを起こした。脳卒中ではないことを確かめに母をＥＲに連れていったことも一度ならずあった。妄想も始まり、フェイスブックに愛人がいると父を責めた。父は初めのうちこそ笑っていたが、言われ続けるうちにがっかりしだし、「これだけ長いこと連れ添ったあげく、若い女に走ってると思われるくらいなら、身投げでもしたほうがいいかも」とぼやいていた。そしてとうとう、母には入浴、食事、歩行、着替えなど、日々の暮らしの基本的な活動を手助けする住み込みの介助が必要となった。私は母からこう言われた。「やりたいことは若いうちにやりなさい。衰えが進むのって思ったより速いわよ」

母の症状を抑えるべく、私たちは薬の量と種類を増やし、低血圧対策としてフルドロコルチゾンを、幻覚対策としてセロクエルを、加えて薬の副作用を抑えるための薬を使ったが、効き目はほとんどなかった。投薬をそもそも変えずにいたほうが母の病状がましだったかどうかは知る由もない。パーキンソン病は母からその充実した人生を奪った——社会的成功を収めた子どもを三人育て上げ、絶えずフル回転だった所帯をやりくりしてきた人生を。なのに母は「なぜこの私が?」とは決して言わなかった。私たちのほうが「なんで母さんが?」と口癖のように言っていた。

悪化が一歩、また一歩と進むたび、母は「今のままでいられればOK」と言っていた。母は症状の進行に合わせて自分の期待を調整し直すことができ、おかげで心はほとんど病まずに済んでいた。だが、傍から見ていて痛々しかった。二〇一六年の初春のある日、一貫して実践的な考え方をする兄が、母にはあっさり逝ってほしいものだと口にした。母方の祖父が八三歳の誕生日を迎えてほどなく心筋梗塞でそういう死に方をしたのだが、痛い思いをせずぽっくり死んだと母はありがたがっていた。だが、私は兄を激しく責めた。私には母を亡くすことへの心の準備ができていなかった。母にはできるだけ長生きしてほしかった。

その二週間後、家で夕飯を食べていたとき、母がラジーヴの妻のヴァンダナに自分はそろそろだと告げた。その口調は事もなげで、儀礼的なことに無駄なエネルギーを使わない人がしそうな何の飾り気もない物言いだった。もちろん涙は流れたが、驚きはあまりなかった。その頃の母は、リクライニングチェアから立ち上がることすら満足にできていなかった。長年の臨床経験から言っても、患者にはえてして自分の死期について第六感が働く。心臓発作や致命的な感染症などが起こる前に、終わりが近いと感じることがあるのだ。医師としては説明のしようがないのだが、私たちの大半がそれを真剣に受け止める。とはいえ、その晩の私は、母の予感を無視して心配要らないと言った。だが、母は心配などしていなかった。母は父よりも長生きはしたくないとよく言っていたのだが、その願いがかなうのだ。

その三週間後、母が亡くなった朝、ラジーヴが八時少し前に運転中の車から電話してきた。兄から電話が来るにしては妙な時間だった――私は出勤の用意をしていた――ので、きっと良からぬ話だと思った。「母さんの調子が良くない」と言う兄の声は冷静だった。「今すぐ行ったほうがいい」

私は子どもたちを学校へ送ったら行くと応じた。

「今すぐ行け」と兄は言った。「母さんはたった今死んだと思う」

あれは四月の晴れた日だった。雲がほとんどない明るい青空のもと、穏やかなそよ風が吹いていた。私は車を走らせながら父に電話した。電話に出た直後の父は落ち着いた感じだったが、私の声を聞くとすすり泣きを始めた。父は私に——運転に気をつけろという以外——何も言えなかったので、母の新しい介護者のハーウィンダーに電話をかわってもらった。ハーウィンダーの話によると、彼女はその日の朝五時にうめき声で目が覚めた。部屋の反対側の簡易ベッドから母に声をかけたが、返事はなかった。そこで起きて様子をうかがおうとしたちょうどそのとき、母が三度深い呼吸をしてから静かになった。ハーウィンダーは母がまた眠ったものと思ったが、あとで起こそうとしたとき、母は反応しなかった。呼吸をしておらず、肌は青白く冷たくなっていた。「天寿をまっとうなさいました」とハーウィンダーが言ったあと、救急車が来たと叫ぶ父の声が聞こえた。

母には前の晩に会ったばかりだった。母は普段よりも歩くのに苦労していた。父が相変わらず一日に二度、自分が見ている前で母をトレッドミルで歩かせており、昨日はトレッドミルからゆっくり降りるところだった。私が体調はどうだと聞くと、母は左胸に軽い痛みを感じると言っていたが、それを私は最近転んだせいだと思っていた。だが、スクールバスの後ろですっかり渋滞にはまったときに気づいたのだが、あの胸の痛みはおそらく冠状動脈痛で、母はおそらく眠っているあいだに心臓発作で亡くなったのだ。脳がかけようとしなかった情けを心臓がかけたようである。

両親の家に着いたが、車寄せに車は一台もいない。玄関へ急いだが、鍵がかかっている。取り乱したように呼び鈴を押したが、何の反応もない。兄に電話すると、救急隊員はここから数キロほどのプレインビュー病院のERへ母を連れていったという。ラジーヴは、隊員たちが救急車の後部で母に挿管するのを間一髪で阻んでいた。隊員らはすると言い張った——母の蘇生措置拒否の指示書は兄の家の金庫にあった――が、兄は頑として譲らず、自分の病院のIDカードを見せまでして言うことを聞かせていた。兄は彼らに強行させる気はなかった。母が死んでいるのは見るも明らかだと彼らに言った。

ERに着いた私は、カーテンで仕切られた場所に案内された。ラジーヴ、ハーウィンダー、父が母のそばに座っている。母はストレッチャーに横たわっており、紫色の上掛けが掛けられている。爪には赤のマニキュアが塗られており、額には既婚者であることを示す鮮やかな赤のビンディーがまだ付いている。父はストレッチャーのかたわらの丸椅子に泣きはらした顔で座り、腕を母の身体に、頭を母の腕に預け、母の手に触れ、母の足をもんでいる。そしてラジーヴに二人一緒の最後の一枚を「思い出のために／for a memory」〔「記憶のために」とも解釈できる〕撮ってくれと頼むが、やはり精神的に参っていた兄が動こうとしないので、写真は私が撮った。手を固く握りしめる両親、骨のように白い母の肌、二人のあいだに置かれていたテッシュの赤い箱。母の口は開いたままだ。葬式では母の口を閉じてもらえるのか、と父が聞く。そして、「本当にきれいだ」と言って泣き崩れる。

湿って活気のなかったその後の数日は、友人や親戚への通知、客人の受け入れ、葬儀と火葬の手配など、やることが山ほどあって悲しんでいる暇はほとんどなかった。だが、手配がひととおり済むと、私は悲しみに打ちのめされた。ときおり薄らぐこともあったが、また打ちのめされるだけのことだった。この二年前にある友人の母親の葬儀に参列したとき、同僚の一人が「二親が死ぬまで本当の意味では大人にならない」と言っていたが、彼の言わんとしていたことがようやくわかった。親が生きているうちは、自分のことを子どもと思う誰かが必ずどこかにいるのだ。私が子どもだった頃に母からよく聞かされたヒンドゥー伝説がある。ある男に世界が――無限の富が――約束されたのだが、引き替えにみずからの手で母親を溺死させねばならなかった。男が川辺に行き、冷たい川の水に母親を沈めようとしたそのとき、母親が言った。「あなたは川に入っちゃダメ！　風邪引くから」

葬儀の日は雨だった。ヒックスヴィルから東へ三〇キロほどのロンコンコマの、ちょっとしたモールの向かいにある小さな区画に、ロングアイランドに二軒しかない火葬場併設の葬儀場の一軒がある。その日の朝、父と私が着いて車を止めると、フロントガラスが霧雨の雨粒で覆われた。木立の先が綿のような霧に包まれている。父が「こういう日々がとうとう来たな」と言って車を降りる。

会場に入ると、母の棺が白い花のブーケに囲まれ、乳白色の光を浴びている。体には、お気に入りだったシルクのサルワール・カミーズが着せられている。棺の中には、母が大騒ぎしたあの晩に私がゲストルームで見つけたブランケットの一枚が入れられている。「これが残されているのみ」と父が言ったのはたった三カ月前だが、それが今まさにそのとおりになっている。

脳の病を患う二親が互いを我慢しながら暮らす、という不条理な悲劇がようやく結末を迎えた。二人の病気は、父のは精神の、母のは肉体の、と相補的で対極にあったが、それぞれの宿主と同様、本質的には同じものだった。

葬儀は四〇分ほどだった。兄と私と、伝統には反するが兄と私のたっての希望で妹が、僧侶の指示でサンスクリット語のマントラを繰り返し唱えながら、母があの世への旅路で食うに困らないよう、米や水などの食べ物を火の中に投げ入れる。葬儀は立ち席のみだった。冥福を祈ろうと国中から、なかでもファーゴから友人が大勢駆けつけたからだ。父は彼らを受け身で淡々と出迎えていたが、ときどき陽気と言えそうなほどになった。私はそれを見るたび、父の損なわれた脳は父がきちんと悲しむ能力さえも奪ったのかと思った。この日の何よりつらい思い出は、父を脇に呼んで悲しむよう諭し、この最大の損失にきちんと敬意を払うよう厳しく言い含めたことだ。

葬儀が終わり、ラジーヴ、私、義理の弟のヴィニ、ラジーヴの妻のきょうだいであるゴータムが棺の付き添い役を担って、ラッカー仕上げの木棺を白い板張りの母屋の裏から運び出す。火葬場に着くと、棺を架台の上に置く。僧侶が大声でマントラを唱えるなか、火葬炉の鋼鉄の扉が開く。炉の中では青い炎が金属格子をなめている。葬儀場の担当者が架台から棺を持ち上げる。すすり泣きを始めた父が見守る前で、彼らが棺を炉の前まで運び、もうほかに儀式はないので、棺を炎の中へと押し入れる。

扉が閉まり始めたそのとき、悲嘆に暮れた父が突然炉に向かって走りだしたので、驚いた参列者が父を引き留め、中に入り込んで母と一緒に焼かれないようにしなければならなかった。

第二部

傷跡

8　マータジーみたいに父さんも鍵付きの病棟に入れたいと？

　母の遺灰は二カ月近く両親の家のクローゼットに置かれたままになった。インドのハリドワールまで行って遺灰を川岸からガンジスの聖水にまくか、それともロングアイランド沖の大西洋にまくか、私たちが決めかねていたからだ。結局、長旅をしないほうを選んだ。ラジーヴがヒックスヴィルの南西一五キロほどの街、フリーポートでモーターボートを予約し、戦没将兵追悼記念日〔五月の最終月曜日〕後のある晴れた朝、私たちは母の遺灰を水葬に付すべく出航した。船上で僧侶がスーツケースを開け、お香、綿球、骨壺、少々の食べ物など、必要な品を並べる。茶色のスラックスに黄色のシャツといういでたちの父が、その様子を無表情に眺めている。父は人生このかた特に信心深くはなかったが、母の死という父にとって何よりつらい出来事が、面倒の多かった二カ月を締めくくるこの儀式をもってなんとか終わってくれれば、と私は願っていた。

　この二カ月のあいだに、母の死に対する父の反応は変化した。より無意識的になり――「母さんは偉大な女性だった」、「これは大きな損失だ」――まるでこのトラウマの記憶がこの記憶についての記憶の数々で置き換えられたうえ、それらまで薄れつつあるかのようだった。ここ一年以上、自分の人生に関する父の記憶は、時間や場所とのつながりが絶たれて総括的になっていた。父は特定の事実、たとえば母が犬を怖がっていたことはなお覚えていたが、父がそうと知った具体的な出来事のことは忘れていた。具体的な記憶からあらましの記憶へ、というこの移行は老化に伴いよくあることで、海馬で普通に起こる変化のせいだ。ヘンリー・モレゾンの症例が示していたように、脳で海馬は具体的な記憶の貯蔵と保持のどちらにも欠かせない。高齢者は、たとえば子どもの頃によくキャンプに行ったことは覚えているが、特定の日時や場所での経験を細かいところまでは覚えていない。アルツハイマー病になると概してまず海馬がやられるので、このプロセスがえてして目立つ。病気がゆくゆく皮質にまで広がると、それにつれてあらましの記憶も消えていく。

僧侶がまず、赤糸をよって作られた長いひもを兄と私の頭にかけ、赤い練り粉のティーカを私たちの額に擦り付ける。次いで線香に、そして油に浸した綿球に火をつける。ラジーヴと私が小麦粉と水と乳でドーナツの穴ほどの大きさの玉を一六個作り、どんぐり、米、いろいろな種《たね》などの食べ物と一緒に——ハリドワールでくまれた聖水を添えて——金属プレートの上に置く。最後の旅路をこれらの品々で食いつなぐとされているのだ。ボートが波に乗り上げて大きく揺れるたび、私の胃がむかつく。私は腰のあたりを僧侶のテーブルに押しつけて、自分が転ばないようにしていなければならない。僧侶が骨壺のふたを回し開け、私たちが母の遺灰の入ったビニール袋に聖水を振りかける。そして、袋の口を開けて水と少々の乳を注ぎ、プレート上の品々も入れる。続いて、袋の中身を白い編み細工の籠に空ける。灰の色はチャーコールグレーだ。これが母の体の残されたすべてだとは信じがたい。私たちは空になったビニール袋も籠に入れる。そして、ほこりが落ち着くのを待つ。

ボートが速度を落とし、停泊する。灰をまく栄誉にあずかったのは長男のラジーヴだったが、どのみち私にこの役は務まらなかっただろう。その頃には船酔いがひどくなっていた。マントラを唱える僧侶が夏の暑さにはげ頭を汗で光らせている横で、ラジーヴが母の遺灰の入った編み籠を長い棒の先の金属フックにかける。そして、僧侶がまくしたてるサンスクリット語の音節が聞こえるだけで儀式も言葉もないなか、兄がデッキの手すりから身を乗り出し、籠を下ろして海中に沈める。籠には沈みやすくなるよう金属のおもりが付いている。父は手すりに沿って置かれたベンチに座り、籠が沈んでいく様子を日差しに目を細めながら眺めている。緑がかった海の中で籠の中身が暗雲のように広がっていく。僧侶の合図で私たちは両手を握り合わせて祈る。僧侶が荒々しくマントラを唱えるほかは、誰も何も言わない。マントラが終わると、乗組員が籠をロープで船上に引き上げて回収し、ボートが岸の方角へ向きを変える。

帰りも私が父を車で送った。二人とも疲れている。私の胃はやっと落ち着きだした。私はベートーヴェンのピアノソナタ第八番「悲愴」をかける。助手席に目をやると、父は黙って正面を見つめて曲に聴き入っている。窓を下げると、頭の上を熱風が吹き抜けていく。父はしばらく何も言わない。聞こえてくるのはすれ違う車のたてる、痛ましく、もの悲しい音だけ。ふと、父が口を開く。「オレたちは人生をずっと一緒に過ごした。母さんがいつも恋しいよ」

私は務めている病院の仲介で組織されている死別体験者の会合に父を連れていったが、父は二回出ただけで行かなくなった。自分にはほかの参加者との共通点がほとんどない、と父は言っていたが、実のところは〝どれほど小さな一歩でもいいから人生を前向きに進む〟ことに興味がなかったのだろう。父にすれば、これはいかにもアメリカ的な概念だった。先へ進む、再出発する、自分を立て直す、たとえ五一年近く連れ添った誠実な伴侶が逝ってしまったあとでも。父はここ一年半ほど、叱りつけるなどして強引に母を自分に従わせてきたが、そんな母の地位が今や神話の域にまで昇り詰めていた。父の記憶力は衰えているなりに働いて、下り坂だったここ数年の母を消し去り、父に寄り添い続けた忍耐強く慎み深い女性という、以前のもっと幸せな思い出だけを残していた――これは私に残っている母の記憶とそうは違わない。家中のテーブルや壁に母の写真が飾られた。父がどこを向いてもその視線の先には母の写真があり、テレビを観ているときも、料理を興味なさそうに少しばかりつつくときも、父は母の笑顔を見つめていられた。母を介護していたハーウィンダーが暫定的に居続けてくれており、食事は彼女が用意していたが、父にしっかり食べさせることはできていなかった。

あの年の春は寂しい季節となった。母の死を受けて連絡してきた友人や親族はおおかたその姿を消した。理由の一つは、父が以前からとりたてて社交的ではなかったことだ。父は伴侶の気立ての良さに甘えて、友情を育んだり自分の欠点を正したりしてこなかった。少なくとも先方の心の中では、母の死とともに父も死んだらしかった。父が世渡り下手だったことも不利に働いた。父は何につけてもやり方がまずく、芝刈りを夜遅くにやって近所の人を起こしてしまったり、軽い親睦会でカシミール分離主義のような物議を醸す話題を持ち出したりしていた。私たちが子どもの頃には、爪を切るのにジレットのカミソリを使い、深爪にならないよう私たちの指を痛いほどひねったものだった。父としては爪さえ切れれば、私たちからどれほど文句を言われようとかまわなかった。規律を守り、感情を挟まず、目の前の仕事だけに集中する。そんな父の性格はこの態度に凝縮されていると言えそうだ。

かつて母は父のことを親しみを込めて「不器用さん（プッタ）」と呼んでいた。だが、母の死後の世間は、同じように大目には見てくれなかった。寡夫となった父は、インドのテレビ番組を観て、ちょっと散歩に出て、頻繁に昼寝をして、と一日の大半を一人で過ごしていた。私は父を週一で昼食か夕食に連れ出し、ほぼ毎月うちの子たちの学校行事に連れていった。だが、母と連れ立つことがなくなり、こうして出かけることに父はもうあまり魅力を感じていなかった。出かけたことが父の脳裏に刻まれていなさそうなこともあった。たとえば、母の葬儀から六週間ほど経った五月のある晩、私はピーアが出る春の演奏会に父を連れていったのだが、帰宅後に私が父を寝室に連れて上がっていたとき、父は私を止めて「ピーアの演奏会はいつだ？　楽しみにしている」と言った。

あいにく、父が認知障害になった世界は、生命倫理学者スティーブン・ポストらが超高度認知的世界と呼ぶところだった。情報渦巻くこの世界では、美徳として主に知性と道理が広く尊ばれており、これらを持ち合わせていないと社会の片隅に追いやられる。際限なく続く会話についていけなかったりコメントを挟めなかったりすると、その場にいないものと見なされる。ポストは、「私たちが生きている文化は合理主義と資本主義の申し子なので、頭脳の明晰さと経済的な生産性が人生の価値を決めている」と著書『アルツハイマー病の倫理的課題（*The Moral Challenge of Alzheimer Disease*）』で述べている。また、著述家のケント・ラッセルは、「世界の回転がどんどん速まり、かつてそこに属していた人々が遠心分離機の中の澱《おり》のように分離されている」と自著で述べている。脳の変性に伴って父に起こっていたのがまさにこれだ。友人関係を維持することも、社会で通用している合図を認識することも、共通の歴史体験で絆を深めることもできなくなって、父は世間から見て存在しないも同然になっていた。

前にも触れたが、イギリスの社会心理学者トム・キットウッドの言う「悪性」の社会環境では、暗黙のメッセージの発信や明らかな無視という形で、障害を持つ人のパーソンフッドが軽んじられている（著書『認知症のパーソンセンタードケア』（高橋誠一訳、クリエイツかもがわ）で、キッドウッドは「パーソンフッド」を「関係や社会的存在の文脈のなかで、他人からひとりの人間に与えられる立場や地位」（高橋誠一訳を引用）と定義している）。こうした環境は概して独立と個人主義がもてはやされている西洋文化でよく見られるが、高齢者がもっと尊ばれていそうなほかの文化でも見られる。たとえば、一部のアフリカ諸国で認知症は邪悪な魔力のせいとされ、認知症を抱えて生きる人が避けられたり虐げられたりすることがある。コロンビアでこの症状は「ラ・ボベラ」（「ばか」や「まぬけ」の意）と呼ばれており、しばしば何かの前兆といった迷信的な原因のせいとされている。中国で認知症は「老年痴呆」症や「脳退化」症などと呼ばれている。そんな世界に認知症を抱えて存在することは、絶えず非難・否定されながら生きることにほかならない。

悲しいかな、患者が往々にして味わう社会的孤独は、認知機能の低下の加速と関連がある。母の死から数カ月ほどのちに読んだ《アーカイブス・オブ・ジェネラル・サイカイアトリー》誌の二〇〇七年の論文「孤独とアルツハイマー病のリスク（Loneliness and Risk of Alzheimer Disease）」によると、研究者らはシカゴとその周辺の教会、社会福祉機関、高齢者施設から集めた、当初は認知症ではなかった八二三人を調査した。この調査では、参加者が感じている孤独の度合いを評価するため、「私は周りに人がいなくて寂しい」、「私は見捨てられたと感じることが多い」、「私は親友がいなくて寂しい」などの記述に自分がどの程度当てはまるかについて、五段階評価のアンケートの記入を依頼した。

参加者についてはほかにも、社会的人脈との交流の頻度、運動の頻度、認知的な刺激のある読書などの活動の頻度、〝悲しい〟や〝落ち込んでいる〟と口にする頻度などが評価された。参加者の認知機能も、訓練を受けた精神科医によって定期的に評価された。亡くなった参加者は解剖に回され、脳梗塞、アミロイドプラーク、タウタングルなどによる脳の損傷の度合いが評価された。

研究者らによると、アルツハイマー病を発症した七六名中、孤独の度合いが最も高かった参加者らの発症リスクは、認知活動や運動を加味した調整後でも、社会的な支援が最も多かった参加者らに比べて二倍高かった。この関連性は、人種、収入、障害の度合い、血管の危険因子の有無とは無関係だった。神経病理は臨床的アルツハイマー病の唯一の原因ではない、と研究者らは結論づけている。

この研究にはもちろん限界がある。被験者は主に白人だったし、追跡期間はわずか平均三年だ。だが、あの結論に疑いの余地はない。社会活動の頻度と認知症リスクの低さには関連があるのだ。

こうした知見と矛盾しない結果が剖検研究でも得られており、それによると、脳損傷（具体的にはプラークやもつれの量）と臨床的認知症の重症度とのあいだに、世間で思われていそうなほどの強い相関はない。神経病理学的な脳損傷がわずかしかない患者が、それに見合わないほど「過剰な能力障害」を示すことは少なくない。逆も真なりで、プラークやもつれが大量にある患者の認知機能が驚くほど無傷のこともある。この食い違いの説明には認知予備力〔六〇ページを参照〕――教育レベルの高さや発症前の知能など――がよく持ち出されているが、「心理社会的予備力」――人付き合い、環境、家族の支援――の重要な役割が認められていることはまれで、研究ではこちらも神経病理と同等に重要である可能性が示されている。

母の死後に父が経験しているような孤独は特に有害だと考えられている。二〇二〇年に《米国医学会誌》で発表された論文で、ハーバード老化脳研究の研究者らが、PETスキャンによる計測でβアミロイドプラークが高濃度だったが認知障害はなかった二五七名の男女を追跡している。年齢、性別、社会経済的地位、アミロイドプラーク濃度などの因子で調整した結果、三年の期間中に伴侶を亡くした参加者は、亡くさなかった参加者よりも精神機能の低下が三倍速かった。さらに、伴侶を亡くしたうちでも、開始時のアミロイドプラーク濃度が最高レベルだった参加者らに見られた低下が最も急激で、伴侶を亡くしたという状況にβアミロイドが組み合わさると認知機能障害のリスクが高まる可能性が示唆されている。

実際、伴侶を亡くしたうえに社会的に孤立したことで生じる慢性ストレスによって、脳機能が大きく損なわれることが知られている。たとえば、海馬はストレスホルモンのコルチゾールにきわめて敏感で、高濃度のコルチゾールは短期記憶にもその長期記憶への伝達にも悪影響を及ぼす。ストレスホルモンに繰り返しさらされると、マウスでも人体でも海馬や前頭前皮質（ワーキングメモリーをつかさどる）で萎縮や瘢痕形成が起こることも示されている。プラークやもつれのほかにこうしたストレスも脳内炎症の引き金になりうる。

つまり、父の社会的孤立は父の認知症の結果であるばかりか原因でもあるかもしれないのだ。体と社会心理を結ぶ道は双方向であり、心理状態は脳損傷の現れかもしれないが、その原因にもなりうるのである。

あいにく、父を孤独に追いやった悪性の社会心理は父の家族にも見られていた。私たちは世間よりは忍耐強かった、と言いたいところだが実情は違った。まるでエッチ・ア・スケッチだった父の精神は、当人を永遠の今に閉じ込め、その息子や娘を永遠のフラストレーションにおとしいれた。忘れてしまいたい事実だが、私たちは父から何か質問をされても、答えを覚えていられないのに聞いてもムダだと父をとがめていた。私たちきょうだいは、まるで本人がそこにいないかのように父の話をすることもあって、「一人じゃ何もできない」、「何も覚えていられない」、「もう子どもみたいだ」などと父の目の前で、ときには父に向かって言っていた。そんなことはよそうと私たちを思いとどまらせるものはないに等しく、言ったあとに後悔することの繰り返しだった。父は損なわれた脳以上の存在だと、私たちは頭ではわかっていた。わかってはいたが、なかなかそうと心から思えずにいた。


母が死んで三カ月ほど経った七月のある朝、両親の家にきょうだいが集まった。スニータは前の週にミネアポリスから来ており、入居型の施設を見学していた。妹は、父には長期的なケアの計画が要ると考えていた。母を介護してくれていたハーウィンダーはまだ当面はいてくれるが、あとどれだけいるかわからないからだった。糖尿病と腎臓病を患う夫も彼女の親族もインドにいた。

小太りで概して陽気なハーウィンダーがアメリカに来たのは、働いて祖国に仕送りするためだった。南アジアから来た大勢の労働者階級の女性と同様、彼女は仕事として高齢者の介護を選んだ。この地域で介護者の需要が非常に高いからでもあったが、祖国の文化で高齢者の面倒を見たり高齢者に敬意に帰ったあとのことだった。良さそうな介護者を見つけられなかったら父をどこに住まわせるか？妹はこれを含めたいくつかの懸念に対する答えを出しに来ていた。

その朝、ハーウィンダーがキッチンで朝食を用意しているあいだ、私はダイニングテーブルで父の古い書類の山をより分けていた。私はもう何週間も前から、父がため込んできたがもはや用済みとなった大量の文書や思い出の紙類を捨てたいと思っていた。これらは私の目にはえてして苦々しいものに、母が結婚生活を通して耐えなければならなかった重荷に映っていた。この散らかった紙の山は、私にとっては父の損なわれた脳の権化だった。一掃しなければならない、父（と私たち）の新たな船出のために。そう私は感じていた。

「父さんの請求書は今はラジーヴが払ってる」と言って私は電話代の古い領収書を掲げる。「もう捨てちゃって大丈夫だよ」

「ほっとけ」と父は怒鳴り、請求書を私の手から取り上げようとする。

「兄さんの好きにさせなよ、お父さん」。今回は私に引く気がないと察したスニータが説きつける。ハーウィンダーがキッチンから駆けつけて、午前の昼寝をと父を二階に連れていっていなかったら、ひと悶着始まっていたに違いない。

父がいなくなり、私はさっそくごみ袋を満たしにかかる。目覚めたときの父はこの紙の山のことを忘れているだろう、と決めてかかってのことだ。捨てたのはたとえば、昔の銀行口座の明細書、昔のクレジットカードの請求書、新聞の束、今はどれもインターネットで閲覧できる一九五〇年代の科学論文の別刷りだ。かつて父の人生の物差しだった大量の切り抜きやコピーがなくなっていく様子は、見ていてある意味寂しい。マンデラ、ガンディー、マーティン・ルーサー・キング、アインシュタイン、クリック、バーバラ・マクリントック〔ノーベル賞を受賞したアメリカの細胞遺伝学者〕、フレデリック

・ダグラス〔一九世紀に奴隷制廃止論を唱えたアフリカ系アメリカ人活動家〕、ラビンドラナス・タゴール〔アジア人として初めてノーベル文学賞を受賞したインドの詩人〕――父の政治的、知的、文化的ヒーローたち――のファイルも、白いビニール袋にどんどん突っ込まれていく。父の書類を片付けるのは、父が死んでからのつもりでいた。振り返ってみれば、私はこれを機に父がもう逝ってしまったかのように感じ始めていた。

テーブルの一角が片付いたところで、私は二階の父の書斎へ上がる。今では父がめったに入らなくなった部屋だ。夕食の用意ができたと父を呼ぶ母の声をよそに、父が机にかがみ込み、ゴムのりの悪臭を漂わせながら、著書に載せる図を細心の注意を払って作っていた姿が今でも目に浮かぶ（母は常々、本を書いても良いことや価値のあることは何も起こらないと言っていた）。メラミン天板のテーブルの上に、別刷りや顕微鏡写真が並べられている。ファイリングキャビネットには、大手不動産企業のコールドウェル・バンカーが何十年も前に発行した書類や、父がかつて所有していた狭い土地の立ち退き通告など、昔の書類や請求書が詰まっている。父が一九六九年にインド有数の英字紙《ヒンドゥスタン・タイムズ》で発表した生物学の将来に関する記事の複写もある。ラベルに「記憶」と書かれたフォルダーのメモには、退職した二〇一四年前後に自分宛に書いた知人に関する覚書――「とっくに退職していた」、「まだミシガン州の同じ家に住んでいる」、「一一月に盗難」――が、震えがひどくなるばかりの筆跡で残されている。連絡先の情報も急に増えており、いくつものフォルダーに大量のコピーが挟まれている。こうした情報を取っておこうと必死だったが、どの情報をすでに取ってあるかは覚えていられなかったらしい。重複していたコピーは全部ゴミ箱行きにする。

父は驚くほど細かく記録を取り続けていた。交わした会話は手書きのメモとして、どれほどささいなものも含めてほぼすべて記録されているらしく、たとえば一九七二年に初めて運転免許証が発行されたときのやり取りが残されている。ほかにも、インドの孤児院に対する長年の寄付の受領書、お気に入りの格言のコピー（やそうしたコピーのコピー）、新聞記事の大量のプリントアウトがある。妊娠したブリトニー・スピアーズが特別気になっていたようだ。

手紙も大量に残されている。科学関連のやり取りの大半は、会議で同業者と会う約束や、相手の成果の称賛（自分の成果の言及も忘れず）など、社交的なものだ。一方で、もっと深刻な内容の手紙の数々が「外国人科学者の搾取」、「知的奴隷」、「NAACP／EEOC」〔「全米有色人地位向上協会／雇用機会均等委員会」の意〕といった見出しで赤い縁取りのフォルダーに集められている。私たちの渡米から三年後の一九八〇年にあるインド人科学者から届いた手紙は、父の終身在職権取得を阻んでいた不公平な制度と戦えと父に檄を飛ばしている。「プレーム、この件については前に語り合ったがもう一度言っておきたい。おれたちは恐れず戦い抜かなきゃダメだ。おれたちの権利のために。弱気な男が美女を手に入れたためしはないと世に言うが、それはこの状況にも当てはまる――全力で戦わなければ何も成しえない」

母に宛てた手紙もあり、これは父が長期研究休暇でバークレーにいたときに同僚だったキャシーという科学者からだ。

　この国の一員たろうと意を決してアメリカに来てからのお二人は、これまでもっとずっと報われてしかるべきでした。アメリカは私の祖国であり、私はもちろんこの国を愛しています。アメリカは大きく、多様性があり、多方面に優れた偉大な国で、先見性と知恵と慈愛を持ち合わせていた普通の人々によって起草された特筆すべき憲法を持っています。ですが今では、人種偏見、恐怖、貧困、無知のせいでその輝きが鈍り、この国の活力と将来性が奪われることがしばしばです。

　私は「プレームの新しい職が」実り多き幸せな未来の始まりとなることを切に願っています。

プレームは自身の成果をもとにふさわしい支援と認知を得られることでしょう。彼のねばり強さと固い意志、誇りと実直さは群を抜いています。これらに加えて愛する家族の献身と支えが、彼に成功への努力を続ける勇気を与えてきた。そう私は確信しています。ですが、私が今日見かけた彼は、沈んでいて、悲しそうでした。これが、過去に別れを告げなければならないときに（待ち受ける未来がどれほど明るくても）必ず付いてまわる悲しさなのか、それとも、彼を搾取し粗末に扱う人たちと付き合わなければならなかったせいで失われた時間を悔やんでの悲しさなのか、私にはわかりません。プレームに与えられるものと私たちが思っていた［別の］地位がほかへ行くという決定を知らされてから、私はあの屈託のない明るい笑い声を聞いていない気がします。月曜にはいつもの楽観的な彼に戻っているといいのですが。

こうした手紙を読んでいると、ありありと思い出される。私たちが子どもだった頃のわが家の雰囲気は、父の職業上の苦労にどれほど左右されていたことか。私たちは父の学者としてのキャリアアップのためにインドを離れたが、アメリカでの父は自分にふさわしいと思っていた成功をなかなか収められずにいた。父の成功を長らく阻んだ（と父が考えていた）のが、大学の人種差別的な任期制度で、父は長期的な安定性のないポスドクの地位で我慢させられていた。そのせいで怒りを募らせており、職場の同僚とは常に対立状態にあった。父は人生の難題に、それがイソップ物語であるかのように向き合うことを学び、そうした難題の数々から信用、根気、働くことの価値に関する簡潔な金言――ブッカー・T・ワシントンの箴言のようなもの――を作りだすという習慣を身に付けた。〔ブッカー・T・ワシントンは奴隷を出自とする、アメリカの黒人職業教育の先駆者。次段落の「成功は……」の元となったのが彼の言葉〕

そうやって日頃から口にしていたのが以下のような言葉だ。「最も幸せな者は、必ずしもすべてにおいて最高を手にしているわけではない。彼らは目の前に現れたすべてを最大限活用しているのだ」、「成功は、生きているうちに達した地位によってではなく、乗り越えてきた障害によって測られる」、「労働は崇拝」、「人が溺れ死ぬのは、水の中に落ちるからではなく、そこにい続けるから」、「オレは運を大いに信じている。仕事をがんばるほど、運が向いてくる」（名言の台無し版もあった。たとえば、「大海のただ中で馬を乗り換えるな」〔本来は「急流の……」〕）。父は、集中することや意志を強く持つことを――最初の教科書はフルタイムのポスドクとして働きながら、裏庭に面した寝室を科学論文や光学マイクロ写真で散らかして書いていた――、そして精神は融通が利くことや幸せは心の持ちようであることも、強く確信していた。寝室の壁には「聖アウグスティヌスの梯子」という心を鼓舞するロングフェローの詩の一節が貼ってあった。今ではまったく機能していない父の書斎にも貼ってあるし、紙の山のなかにも何枚もある。

偉大な者たちが達してとどまり続けた高みは
　一夜にして極められたわけではない
彼らは仲間が眠る夜のあいだも
　上を目指して努力を積み重ねていたのだ

机の引き出しを開けてみると、コダックの袋に古い写真が入っている。白黒写真の一枚に若いカップルだった頃の両親が写っている。おそらくは新婚で、場所はたぶん避暑地の野原。だとするときっとインド北部のカシミール地方だ。やさしくキスをしている二人の姿に私は違和感を覚える。両親が口にキスをしているところなど、私は生まれてこのかた一度しか見たことがない。二人とも斜面に立っているせいで、父の背がありえないほど低く見える。父はスラックスとスポーツジャケットという

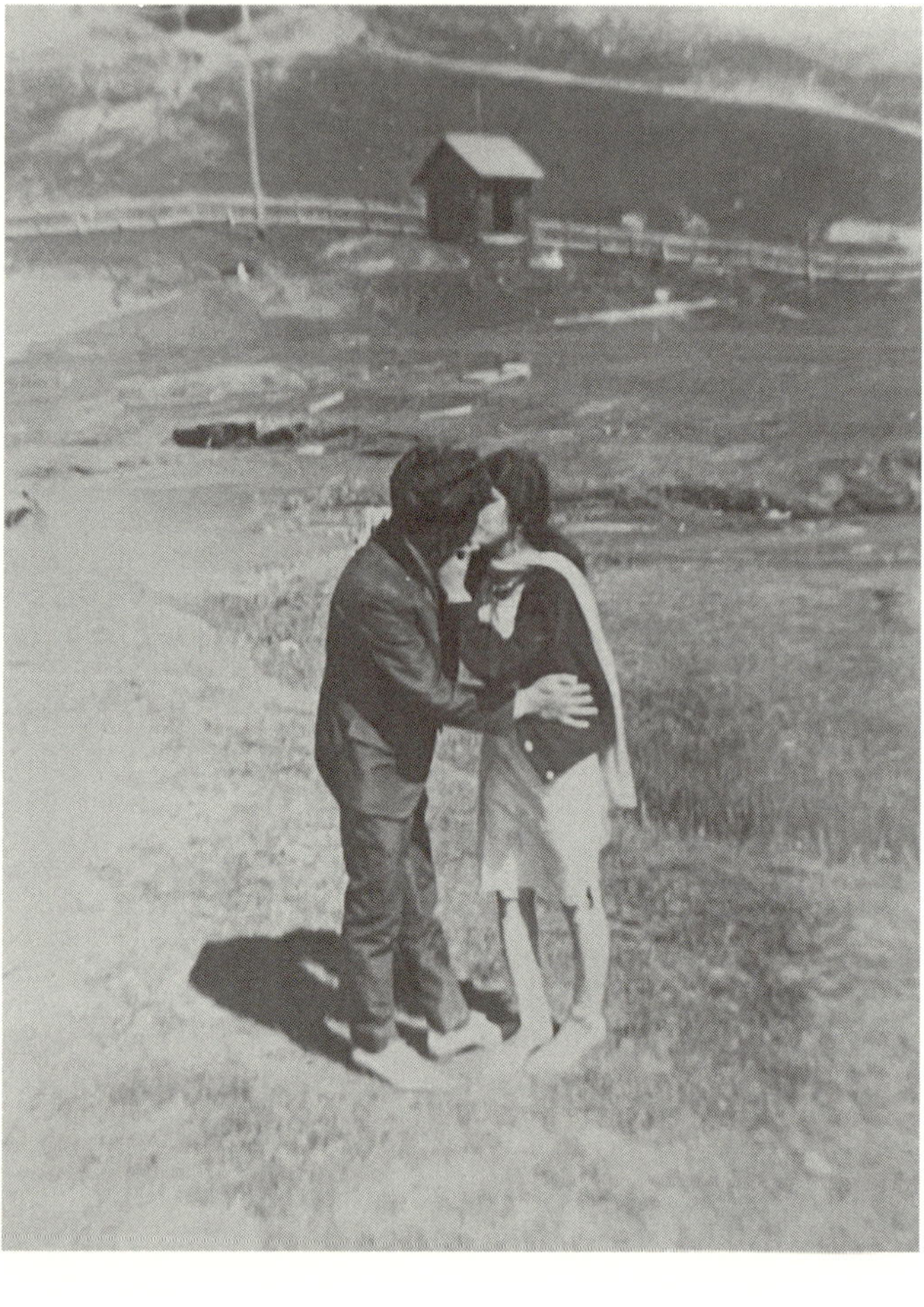

いでたちで、少し前かがみになって母の唇に触れている。母はサルワール・カミーズに薄手のカーディガンをはおり、昔のボリウッド映画に出てきそうな慎み深い質素な花嫁姿をしている。周囲は殺伐としており、遠くに小さな納屋があるほかに生活の気配はない。この写真を見ているとこう思わずにいられない。あの場にいてこれを撮ったのは誰なんだろう？

露出オーバーか経年劣化で白茶けていた別の写真では、一九七七年一月にアメリカに来て入居したケンタッキーの田舎家で、私たちきょうだい三人が雪で遊んでいる。Tシャツの上に茶色のジャケットを着てスニーカーをはいた兄が、凍った車寄せの端に立って気取ったポーズを取っている。私は雪玉を持って背後から兄に近づいている。赤い冬物のコートを着た四歳の妹が、私たちのおかしな振舞いを見てくすくす笑っている。母は車寄せの車に座っている。助手席のドアが開いており、おそらく私たちのいたずらを叱っている。見ているうちに懐かしさで胸がいっぱいになったが、何かがおかしい。ふと気づく。左右が反転している。車寄せは逆側じゃなかったか？

あの家にまつわる私の記憶の大半が、雪で家に閉じ込められていたときの様子だ。あの年のケンタッキーの冬はなにしろ厳しかった。私と妹は同じ寝室で寝ていた。ラジーヴは折りたたみ式のベッドをダイニングのカラカラうるさいヒーターの横に置き、小さなトランジスターラジオでケンタッキー大学のバスケットボール中継を聞きながら寝落ちしていた。すり減った木製テーブルの食卓は、より糸を鉛筆二本で固定する間に合わせのネットをラジーヴと二人で作って以降、卓球台も兼ねていた。珍しくインドから電話があると、母は必ず泣きだした。母の両親のどちらかが死んだ知らせだと思い込むからだった。家の中はいつも凍えるほど寒かったが、誰の愚痴も耳にしたことがなかった。カーター大統領が市民に対し、エネルギー危機を乗り越えるために夜はサーモスタットを華氏五五度〔一三℃弱〕まで下げるよう要請した、という父の言葉を私たちは信じていた。〔カーター大統領が同年二月の演説で、「サーモスタットの設定を昼間は華氏六五度（約一八・三℃）に、夜は五五度に保つだけで、現在の天然ガ

ス不足を半分解消できる」と市民に呼び掛けていた〕

明けた春、父は裏庭の半エーカー〔テニスコート八面分弱〕の土地をみずから耕した。そしてレタス、赤トウガラシ、トマトを植え、肥沃なことで有名なこの州の土にプラスチックの名札を整然と差していった。お隣との境をなしていた木の柵に沿って植えられたサヤマメやキュウリは、脱出を図っているかのように柵のぼろ板を超えて盛大に伸びた。父はビートやナスも植えた。庭はしまいにすっかり占領され、残っていた芝生の部分もつるに覆われた。

夕方になると、私は父と並んで水やりをした。私は自分が父と――兄を差し置いて――一緒にいるのが誇らしかった。水やりが済むと私は決まってホースを空に向け、冷たい水滴を汗ばんだ肌に浴びて震えて喜んでいたものだ。そのたび父にばかな真似はやめろと怒鳴られた。

あの年の私の記憶は多くがあの裏庭絡みだ。あそこには、私の太ももにコイン大のやけどを作った芝刈り機があった。シャベル、園芸用具、さまざまな錆びついた大物をしまう小ぶりの物置があった。庭の中央にはオークの大木が立っており、タイヤのブランコが吊ってあった。あの木の下でローンチェアに腰掛けている父の姿が今でも目に浮かぶ――土のこびりついた指で、冷えたビールから水滴をしたたらせながら、その秋の豊作を予想していた。

父の言うとおりになった。採れた野菜は母が冷凍し、私たちはそれを秋冬じゅう食べた。学校が始まると、父はニューデリー時代とまったく同じように毎朝バス停まで歩いて私を送ってくれた。雪の季節になると、私たちは芝生の上で雪合戦をした。

信じがたいことだが、私はもう五〇年近く前のことを今なおこうも細かく覚えている。キッチンの窓から庭が見えたか？　あの窓には本当にフリル付きの白いカーテンがかかっていたか？　心理学者によると、記憶の構築では相反する二つの原理が綱引きをする。「対応」の原理は、記憶を実際に経験した本来の出来事と符合させようとする。私たちの大半が記憶と見なしているのがこちら、すなわち過去に起こった何かをありのままに再現したものとしての記憶だ。一方、「整合」の原理は、記憶を自分や現在の世界に対する自分の見方と一致するように作り変える。整合を経た記憶は、今現在の自分の価値観や信条を支持するように再構成されている。今現在の信条が、物事を起こったありのままに見させないことがある。キッチンのカーテンが今思い出すと白いのも、うちの一家のアメリカ一年目を四五年後に思い出している私の懐旧の情が反映されたせいかもしれない。このように、自伝的記憶には、過去をありのままに表そうとする力と、過去を今現在そう見る必要がある形に再構成しようとする力という、二つの相反する力の均衡が関わっている。

「先週はひどい目に遭わされた」と兄が言う。テーブルで父の古い写真を整理していた私は目を上げる。「まず、父さんはおれが母さんの宝石を盗んだと責めた。そのあと、いなくなった。H&Yマーケットプレイス〔韓国系食品スーパーチェーン〕に一人で行って迷子になったんだ。そのあと、いなくなった。H&Yマー慌てさ。そのあと、浴室の扉を外からロックしちゃったんで、戻って開けなきゃいけなかったし、自分のコンピューターを二度使えなくなって、そのたびおれは戻らなきゃいけなかった。拷問だよ、まったく」

「お隣さんにこういう問題の手伝いをお願いしたほうがいいのかな。かかっただけ時給を払うからって」

「サンディープ、父さんはお前に面倒をかけるのも嫌がってるんだぞ。人様の世話になんてなるもんか。とにかくおれに電話してくる。正直言って疲れた」

「じゃあ、そういつでも来られないことにするんだね」。私は兄のたいてい得意げな自己憐憫にいらついてくる。

「やってみたさ。父さんはひっきりなしに電話してくる。夜の九時に来なきゃいけないこともあった。メールをチェックできなかったから。ワンクリックでできるよう設定しておいたのに。父さんはパスワードを忘れた。Ｒａｊ《母さんの名前》なのに。そのうえ感謝されるどころか、オレのメールアカウントをめちゃくちゃにしたって責められた」

「まあそう個人攻撃だと受け取りなさんな」と言いながら私は紙を丸める。「父さんは認知症なんだから」

「認知症だからって性格悪い振る舞いができないわけじゃない」と兄が言い返す。

ハーウィンダーが、乾燥が済んだばかりの服を入れた籠を持って地下室から上がってくる。そして畳んで仕舞いにそのまま二階へ上がっていく。

「考えると悲しいけど、お父さんには別の類いのケアが要る」と妹が言う。「《インディア・アブロード》〔インド系英字紙〕の広告で探す近所の女性じゃないのが」

スニータは先週一週間、介護付き住宅を訪ね歩いていた。なかでも気に入ったのが、ヒックスヴィルから近いグレンコーヴにある「エイトリア」だった。環境はかなり充実しており、住居は寝室が一つまたは二つのアパートメント形式で、映画館、娯楽室、美容室が併設されている。看護師が二四時間体制で詰めているし、家事や食事のサービスもある。だが、妹の望むオプション付きにすると毎月九〇〇〇ドル前後と、それなりに費用はかかる。妹によれば、父は長期の介護保険に入っていなかったので、この額をきょうだいで負担しなければならないところだが、父には貯金と国からの年金があり、それでかなり賄える。とはいえ、足りない分は三人で出し合うことになる。

「これがいちばんだと思う」という妹の話を聞きながら、私は別の紙の山を仕分けにかかる。「気づいたんだけど、先週計算してたとき、お父さんに夜も付き添う誰かの費用を足してなかった。いずれ頼みたくなったとき、働くのは昼だけにしたいってハーウィンダーに言われたら要るでしょ」。そこで妹は概算してみた。夜間介護の費用は一晩一五〇ドルとして月四五〇〇ドルほどになる。ハーウィンダーには一三〇ドルの日当を週六日払っているので、彼女が週七日の二四時間態勢に同意してくれたとして、個人雇用の在宅介護には月に八四〇〇ドルほどかかり、それに食費とチップが加わる。「だから結局、介護付き住宅暮らしと同じくらい」というのが妹の結論だった。「でも、何か抜けがあったら言って」

「思うに、カネの心配はすべきじゃない」とラジーヴが言う。「父さんに最期は安心して過ごしてほしいからな」

「で、それが安心？」と私はそっけなく返す。「マータジーみたいに父さんも鍵付きの病棟に入れたいと？」〔「マータジー」（著者の父方の祖母）については次章の一三二ページを参照〕

「そんなわけないじゃない」と妹が声を上げる。「でもこれ」――と言って妹が両手を大きく振り回す――「は解決策になってない。ハーウィンダーが辞めたら、ほかの誰かを探さなきゃ。で、その人も辞めたら、また同じことの繰り返し」

「そのとおりだ」とラジーヴが言う。「一日も持たずに辞めたのが四人もいる」

「介護付き住宅なら、誰かが辞めることの心配はもうなくなる」とスニータが引き取る。「お金は少しかかるわ。でも覚悟を決めてかかればお父さんを説得できる」と言った妹の目が激しく泳ぐ。

「父さんにはインド食が要る」と私が口走る。

「それが何だって言うのよ」と妹が言い返す。「インド食と心の平和、どっちが大事？　インド食なら兄さんたちが週二で持ってけばいい」

　私は自分で詰めたごみ袋を持って玄関に向かう。

「ねえ、私はあと二、三日で帰る」とスニータが言う。「だから帰る前にこの件にけりをつけたい。

ハーウィンダーが近々辞めることはないと思うけど、決めとかなきゃダメよ。彼女が辞めたらお父さんをどうするのか。お父さんの記憶力がもっと悪くなったらどうするのか。プランがあって損はないわ」

私は玄関の扉を開ける。外は暑い。建国記念日を祝う星条旗がまだ何本か立っているが、このよんで動かない空気をかき混ぜるものは何もない。私はごみ袋を歩道まで持っていき、車道脇の芝生の上にできていたごみの山に投げ捨てる。そして、介護付き住宅「エイトリア」のパンフと施設長の名刺を短パンのポケットから取りだし、袋の一つに突っ込む。私は自分の車に乗り込む。長い午前中だった。残りは別の日に片付けよう。

9　彼女はタダで働くって言ってる

その年の秋、著書に関する講演でオランダへ行ったとき、アムステルダムの中心部から南東へ一五キロほどのヴェイスプに高齢者介護施設を訪ねた。「ホーゲウェイク」という名のその施設は二〇〇九年の開設当初から、認知症ケアのきわめて斬新なモデルを世界に先駆けて導入していた。一五〇人ほどの入居者はほぼ全員が重度の認知症で、二四時間体制の支援を要する。だが、ここは「認知症村」として建てられており、カメラや世話人たちの監視下でとはいえ、建屋の中や屋外の空間を自由に歩きまわっていい。ここ一〇年で、この施設の派生形がフランス、カナダ、アメリカに次々とできていた。こうした施設に父が近々移ることになるとは思っていなかったが、最新の介護付き住宅がどのようなものか、理解を深められたらと思っていた。

ヴェイスプの駅を出て静かな街を一・五キロほど、実用性に徹した共同住宅や運河沿いのボートドック付き大邸宅を横目に歩く。今日は寒いし陰鬱だ。黙々と庭いじりをしている男性がいるが、物音は幼稚園で遊んでいる子どもたちの声しか聞こえてこない。

施設の入り口で、ホーゲウェイクの創設者の一人で今は上級顧問のレオの出迎えを受ける。レオは顔立ちの整った誠実そうな五〇代前半の男性で、グレーの背広でこざっぱり決めている。彼の案内で、メインストリートを通り、広い中庭（「タウンスクエアー」）を横切り、噴水の脇を抜け、と村内を少しばかり散策する。そして屋内モールに入り、話をしようとカフェに腰を落ち着ける。ステレオからソフトジャズが流れている。レオが自分には炭酸水を、私にはダイエットコークを注文する。「一日として同じ日はありません」と言う彼の声を聞きながら窓の外に目をやると、歩道に人影はほとんどない。「昨日は大勢散歩していましたが、今日はかなり冷え込んでるので皆さん家から出ませんね」

レオによると、この村の入居者は二三軒あるアパートメントのどれかで六〜七人の「ファミリー」単位で暮らしており、それぞれに訓練を受けた世話人が付いている。「私たちは家族のような形態にこだわりました。これこそ人間の望む暮らしの形ですからね。物の見方や興味の似ている何人かと一緒に暮らすことが」。彼を含む共同創設者たちは、自分の両親が認知症になって長期ケアが必要になったら何を求めるかを自問した。たどりついた答えは、両親が似た者どうしで友情を育めるような住宅だった。「ここの家は見覚えのあるシステムなんです。同じ椅子に座って何時間も過ごす認知症病棟とは違って」

認知症病棟と聞くと、どうしてもファーゴのイーリム・リハビリ介護センターの病棟が思い出される。そこでは、私のマータジー（父方の祖母）のマヤが、一九九四年に亡くなるまでの最後の二年を過ごしていた。四五歳で伴侶を亡くしたマータジーは芯の強い女性で、一家（と義理の娘である私の母）を仕切っていたのだが、のちに正気を失った。私たちがよく訪ねた同センター一階の記憶障害病棟が、結果的にマータジーの終の棲家となった。マータジーは車座に並べられた車椅子に猫背で座って、薄手の白いスカーフを頭に巻き、祈りの言葉をぼそぼそ口にしながら、弱々しい細い指で半ば無意識にビーズを通していた。私はあそこが嫌いだった。セラミックタイルの床、鼻をつく消毒剤の臭い、薬入りのプディングを強制的に食べさせられる入居者の叫び声。何もかもが不快感と無力感を醸し出していた。だが、両親はここを毎日訪ねては、マータジーやほかの不運な入居者に果物を差し入れたり恩着せがましい言葉をかけたりしていた。老人を敬う――少なくとも認知症の病棟に閉じ込めない――文化で育ったうちの両親は、入居者と楽しそうに仲良くしていたが、マータジーが人生の最期を介護施設で過ごしているという悲しい皮肉について、父は日頃から何も感じていないようだった。

　レオは、同じ四エーカーの区画内で今ホーゲウェイクが建っている辺りにあった（そして取り壊された）古い介護施設で、施設管理をしていたそうだ。新しい施設には快適な設備が用意されているが、その運営予算はオランダにあるどの従来型の介護施設とも基本的に違わない。一人あたり月額約六〇〇〇ユーロで、その大部分がオランダ政府から助成されている。「患者あたり六〇〇〇ですか？」と私が聞き返すと、「入居者あたりです」と訂正される。とにかく、予算の使い方が違うのだ、とレオが強調する。「同じ額でかなりいろいろできるものです」

　入居者は、どこかの家に割り振られる前に家族と一緒に面談を受け、これまでどのように暮らしてきたか、どのような趣味や価値観を持っているか、これからの人生に何を望んでいるかを聞かれる。「入居者の背景が、好みのライフスタイルが知りたいのです」と言いながら、レオが両手のひらを上げ下げしてバランスを取る仕草をする。「オランダ食か多国籍食か。国内ニュースか国際ニュースか。私たちは選択肢を用意しています」

　この村は「回想法」と呼ばれる認知症ケアモデルを採り入れている。回想法では、入居者が記憶を失い始める前に慣れ親しんでいた日常生活の再現を試みる。村の精神や建築を入念に整え、入居者が若い頃になじんでいたライフスタイルを反映させるのだ。誰の自伝的記憶にも共通している特徴として、「レミニセンス・バンプ」〔「回想の隆起」の意〕、すなわち一〇～三〇歳のあいだに起こった出来事の記憶がよく保たれていることが知られている。人生に対するこの時期の影響はえてして最も大きい。この頃にあった節目となる出来事――進学、独立、結婚など――は、認知症を抱える人の記憶にも残ることが多い。こうした記憶やそれらが作られた環境を、人格的同一の感覚の維持に使えるのだ。

　当初、村の家には七種類のライフスタイルが用意されていたが、今は減って四種類で、費用に違いはない。上流階級や富裕層の多い「オートブルジョア」スタイルの家では、マナーがわりと上品で、入居者は概して遅寝遅起きだ。よくクラシック音楽が流れており、食事は伝統的なオランダ料理よりもフランス料理のほうが多い。対照的に、都会的な「アーバン」スタイルの家では、今どきの音楽が流れる。壁がどぎついピンク色のこともあるし、入居者はたいていワインよりもビールを好む。職人気質の「クラフツマン」スタイルの家は、かつて肉体労働者だったり家族経営の小さな会社や農場で働いたりしていた人の受け皿だ。彼らは働いていた頃とおそらく同じように朝早く起きだす。内装は簡素で、入居者は民謡を好みがちだ。食事は伝統的で、ジャガイモを大量に用い、異国風の料理はない。文化的な「カルチュラル」スタイルの家は、かつて旅行を愛し、芸術や音楽に深い関心を抱いていた──もしかすると今も愛し、関心を抱いている──入居者向けである。

日中、入居者はどこをぶらついてもよく、それをスーパーや美容院で働いたり庭を手入れしたりしている二五〇名ほどの世話人たちが見守っている。入居者は、パブに出かけてビールを飲んでいてもいいし、池のそばのベンチに座ってカモや通行人を眺めていてもいい。道に迷っても必ず誰かが近くにいて、帰宅を補助してくれる（施設外とつながっている出入口は一カ所しかない）。レオによると、創設者たちは、人はある程度の安全性と引き替えに自由を求めると考えている。自由と安全性は高齢者介護における悩ましいトレードオフだ。「『手すりを乗り越えて噴水に落ちたらどうする？』と言う人もいます」と言いながら彼が苦笑する。「言わせてもらえば、認知症の方々だってばかじゃありません。柵を乗り越えて池に飛び込んだりはしませんよ」

入居者は特別な日帰り遠足でショッピングモールや近くの街に出かけることもあるが、典型的な一日は夕食の支度と食事を軸に回る。入居者は材料の買い出しで家の世話人とスーパーへ出かける。そして、スープをかき混ぜる、野菜を切る、といった料理の手伝いをできる範囲でやりたいだけしてもいいし、どこの家庭とも同じく、作っている最中の料理のにおいを楽しみながらくつろいでいてもいい。世話人は全員、認知症と高齢者に関する専門的なトレーニングを三年以上受けており、標準的な家の家事をこなすかたわら、入居者が何かしらに関わるよう努めている。

二人で話しているうち、グレーのスラックスにダークグレーのコートというでたちの老婦人が近くのテーブルに一人でいることに気づく。レオによると、彼女はセネガル出身で、やはりホーゲウェイクで暮らしていたご主人が先頃亡くなってからは、このカフェに一人で来ている。出がけに二人で彼女のテーブルに寄ってあいさつをする。「どうぞ、彼女に何か聞いてみてください」とレオが私に促す。彼女のもじゃもじゃの白髪はタンポポのようだ。ホーゲウェイクに住んでどれくらいになるかと私が聞くと、レオがすぐさま割って入り、少しばかりとがめるように「それは難しい質問かもしれませんね」と言う。「時間は難しい概念なんです」。調子はどうか、とレオがあらためて自由回答的に聞くと、彼女はとめどなく、自分が西アフリカで子どもだった頃に一緒に暮らしていた鶏の話（というのが私の解釈）をし始める。レオが忍耐強く耳を傾け、頻繁に相づちを打つ。カフェを出たあと、私があれは何の話だったのかと聞くと、レオが「わかりません」と答える。

私たちは再び散策に出る。もう日暮れが近く、空気が痛いほど冷たい。読書クラブの前を通り過ぎ、モーツァルトルームの中をのぞく。金縁の鏡や年代物の家具や楽器がしつらえてある。この村は本当によくできているが、この施設が力を注いで造り上げている――再現していると言うべきか――暮らしの真価を入居者は認められるのだろうか？　レオたちが採用している介護モデルは、対処しようとしている病気によってその土台を揺るがされてはいないか？　この日の訪問を前にネットで読んだ不満の声に、ホーゲウェイクの施設は――普通の村と同様――住居からかなり離れていることが多く、歩けない入居者にはほとんど利用できない、というものがあった。そのとおりなら、ここは一種のポチョムキン村〔「見かけだけの作り物」の意〕で、その主眼はそこで働く世話人やそこを訪ねてくる身内であり、介護の対象として委ねられている入居者ではないのでは？

何の驚きもないが、レオは私の疑問視に異議を唱える。「あれは作り物ではありません」。そして、私を施設の出入口まで送りながらこう主張する。入居者はこの村の活動に、できる範囲で実際に参加している。家を離れられない方はもちろんいるが、そういう方はいずれにせよ近々亡くなる可能性が高い。

だが、と私は食い下がる。入念に整えられた家や庭師のふりをしている世話人たちはどうなのだ？　どれも映画『トゥルーマン・ショー』的な舞台装置であり、入居者に本物ではない何かを本物だと――実際には自宅から遠く離れており、帰宅は決してかなわないのに、自宅にいると――思わせるためのものではないのか？

「あれはうそをついているのではありません」とレオが答える。「治療的欺瞞と呼ばれています。認知症をありのままに受け止めているのです。入居者の方から娘を呼んでくれと頼まれたら、私たちは娘さんは来られないとわかっていても、『二、三時間したら来ますよ』と答えます」。彼の言うには、入居者の物の見方を是認するほうが、それを繰り返し改めようとするよりもうまくいく。入居者が自宅に帰りたがり、こちらがそれはかなわないとわかっている場合は、注意をそらすとうまくいく。実際には、疲れて何を待っていたか忘れるまで「バス停」で待ち続けてもらうことになるとしても。

「人道的な理由でなされるのです」とレオは子どもにサンタはいると説いているかのように言う。「これはうそをつくことに当たるでしょうか？　もちろん違います」。そして当時のアメリカ大統領を引き合いに出す。「トランプは彼独自の現実を生きていて、私たちはそれを受け入れるに至りました。ならばなぜ、認知症の患者にも同じようにがまん強く柔軟に対応できないのでしょう？」

アムステルダムの中央駅に戻った頃には遅い時間になっていた。私は疲れていたので、コーヒーショップに寄ってマリファナたばこを吸ってから、歩いてホテルを目指した。夜の運河が明かりを受けてちらちら光っている。その日は毎年冬に行なわれる光の祭典の真っ最中で、手の込んだイルミネーションが運河を照らしていた。迷路のような石畳の通りを歩きまわるうち、私は道に迷った。通りが途中で曲がっているうえ、妙な角度で交わっている。通りのつながりや自分がさっきまでいた場所をどうにも理解できない。どこかの角を曲がるたび、地図の現在地は自分がどうやってここまできたのかわからない場所を指しており、どこで道順を間違えたのかわからない。仕方なく──方向感覚は失っていたが、この皮肉は認識していた──通りがかりの人を呼び止めて助けを求め、同じことを何度も説明してもらった。だが聞いたことを忘れては、また別の人を呼び止めた。宿泊先のホテルには、一時間ほどかかってようやくたどりついた。それにしても、通り道で目にした光や絵やガラスの彫刻は本当に見事だった。

数年前、イギリスアルツハイマー協会が治療的欺瞞（あるいは一部が「バリデーション（是認）療法」と呼んでいるもの）について次のような声明を出した。「認知症の人を体系的に欺くことが、その人の声に耳が傾けられ、その人の権利が尊重されるような、真の信頼関係の一環たりうるものか、私たちは見極めに苦心している」。私はこの件を巡って兄や妹とよくぶつかっていた。私よりも現実的な二人は、いつものように腹を立てる父（やその相手をする二人）がその場を乗り切れるよう、何のためらいもなく欺瞞を採り入れていた。二人は父が聞きたいことを父に告げていた。二人にすれば、真実が父を混乱させるなら、それをわざわざ告げる価値はなかった。

だが、私はこのやり方に反対した。父は心身ともに衰えてはいたが、私にすれば、父との健全な関係は真実と信頼に基づくもの以外ありえなかった。ちょっとしたうそは、たとえ善意で言われたものでも、私たちが残していた父とのわずかなつながりを壊しかねないと思っていたからだ。二人の意図はもちろんわかっていた。母が他界したあと、父の介護における最大の問題は、覚えていないことでも同じ質問を繰り返すことでもなく振る舞いであり、父はかんしゃくを起こしたり、言葉の暴力やときには物理的な暴力を振るったりしていた。前にも触れたが、人間の脳で感情の処理を担っている扁桃体は海馬からほんの数ミリしか離れていない。病変は部位から部位へあっという間に飛び火するので、健忘にはえてして感情の爆発が、それも引き金となった出来事に見合わないほど大きな爆発が伴う。そうした緊迫した場面を乗り切るうえで、うそや欺瞞は便法になる。それに、父は本当とうその区別がほとんどつかないし、聞いたことをほとんど覚えていられないのだから、うそというもの自体にそもそも意味があるのかさえ怪しい。

にもかかわらず、私はこう信じていた。うそは倫理的にも実践的にも、父に対処するための戦略としてはお粗末だ。父はすでに偏執的なので、私たちきょうだいが隠し事をしていると責めるだろう。父はラジーヴが自分のお金を盗んでいると思い込んでいる。うそがばれれば、父の不審感が強まるだけだ。だがもっと大事なこととして、うそは父（や私たち）の威厳を蝕む。父をもはやまともに扱う価値のない人物に仕立てる。私にとって父に真実を告げることは、つらいうえに父を刺激してしまうとしても尊重の意思表示であり、父は私たちと同じ世界にいると私たちがまだ思っていることの表現だ。

私はこの見方に息子の立場からのみならず医師の立場からも至っていた。かつて医療の現場では医師が患者を欺くことが多く、私たちは末期症状の診断などの悪い知らせを伝えないようにしていた。こうした温情主義はかつて医学界で広く受け入れられており、一九世紀半ばの米国医師会の倫理綱領も、医師には「患者の希望をくじいてその意気を消沈させがちなあらゆる事柄を避ける」という「神聖な義務」があるとうたっていた。だが、時代は変わり、今の医学界で広く唱えられている倫理マントラは〝患者の自主性〟だ。今日、患者には自分の治療方針を決める権利があり、患者が決められるように情報がすべて開示される必要がある。私たち医師は患者〝に代わって治す〟のではなく、患者〝と共に治す〟のだ。

皮肉なことに、認知症ケアでうそをつくことは数十年前まで眉をひそめられる行為だった。当時の医師は普通の患者相手の欺瞞を、温情主義をよりどころに相変わらず正当化していたのにである。主流は「現実志向」で、愛する人は本当に死んだ、患者は現在介護施設で暮らしており、自宅にはもう決して帰れない、などのつらい現実を、たとえ大きな苦痛を与えることになっても認知症患者に直視させていた。だが、一九九〇年代に、認知症の母ドロシーの面倒を見ていたペニー・ガーナーというイギリス人女性が、新たなアプローチを唱え始めた。そこから生まれたバリデーション療法は介護する側に、患者の思考の流れがどれほど間違っていたり、欺かれていたり、現実と矛盾したりしていようと、それに寄り添うことを勧めた。ガーナーの義理の息子であるオリヴァー・ジェイムズがガーナーの手法について書いた『満ち足りた認知症（*Contented Dementia*）』には、「ドロシーの言う何もかもに同意する、というあきれるほどシンプルな戦術が不思議なほどうまくいき、それ以外のアプローチでは悲惨なことになった」とある。ガーナーは介護者たちに、患者が思い抱いていない作り話は持ち出さないよう指導していたが、患者の心の慰めとなる妄想に反論しないようにとも指導していた。

温情主義がたとえ善意からでも有害たりえることは、私自身もこれまでのキャリアで理解するに至っていた。医師と患者の関係は信頼の上に成り立っており、温情主義的な介入はこの関係ばかりか、医師というものに対する信用を損ないかねない。たとえば、いくつかの調査によると、担当の医師に欺かれていた患者は、それがたとえ善意からであっても非常に大きな失意を抱き、自殺まで考えるという。誰がどのような真実に対処できるかを決める。そんな権利や権威が医師、息子、介護者にあろうものか？

とはいえ、真実を告げることは諸刃《もろは》の剣たりうる。そのために求められる事柄が、ほかの道徳的要請、たとえば衰えの進む父親のために息子が最善を尽くす義務と相容れない場合があるからだ。私も思い知ったとおり、個人の倫理観は介護の現実と対立しうるのである。

ホーゲウェイク訪問から一年ほど経ったある日曜の朝、目を覚ますとテキストメッセージが飛び交っていた。

スニータ：「お父さんがまたハーウィンダーを追い出してるみたい。彼女が友だちに電話して出ていこうとしてる」
ラジーヴ：「何があった？」
スニータ：「父さんが彼女は仕事もせずに一日一三〇ドルもらってるって言った。彼女、泣いてるわ。今電話で話してる」
ラジーヴ：「こっちはカンファレンス中。すぐには対応できない」
スニータ：「お父さんは外で毒づいてて、ご近所にみんな聞かれてる。どこへでも行け、自分に彼女は必要ない、って言ってる。昨日彼女から聞いたんだけど、「別の仕事が」見つかったら出ていくつもりだって。こんな状況じゃもう働けないから。サンディープ、何で言っちゃったのよ、彼女の日当は私たちから渡してるって⁇」
私：「あれは父さんの金だ。彼女はタダで働いてるって言っても父さんは信じないだろうし、気がとがめてどのみち自分で払うだろう。本当のことを言うのがいちばんだ、彼女はその労働に対して対価をもらってるって」

ラジーヴ：「お前わかってないな。父さんは彼女に小切手を渡さなきゃならなくなるたび彼女とけんかしてるんだぞ」
私：「なら彼女は二、三日休めばいい。自分がどれほど彼女を必要としているかわかれば言わなくなるさ」（こうは入力したものの、自分が本気でそう思っているかは定かでなかった）
ラジーヴ：「いいか、それじゃ解決しない。父さんは覚えてないんだから。またやらかすぞ」
私：「またやらかしたら、彼女はまた休めばいい」
スニータ：「かわいそうに、彼女泣いてるんだから。サンディープの言うことはたいてい聞くようにしてるけど、ごめん、今回はダメ。私たち、これからはお父さんに彼女はタダで働いてるって言うのよ。ラジーヴはお父さんの口座から彼女に払えるわよね」
私：「こんなガス・ライティングなんかクソ食らえだ。父さんを混乱させるし、自分は狂ってるって思わせることになる。タダ働きするやつなんかいないことくらい、父さんだってわかってる。彼女はお金を払って雇われてるってはっきり言うんだ！」〔「ガス・ライティング」は自身の現実認識を疑うよう相手を心理的に操作すること。舞台・映画の『ガス燈』に由来〕
ラジーヴ（数分後）：「父さんとたった今話した。絶対に彼女を雇わないし絶対に彼女に金は払わないって言ってる。お前何て答える？」
私：「言っとくけど、僕は父さんにうそを言うつもりはない。父さんの金で僕らが何をやってるか、父さんは知っててしかるべきだ。彼女が出ていかざるをえないなら仕方ない。僕らの父さんなんだから。父さんは兄さんが思ってるより理解力がある」
ラジーヴ：「お前は間違ってる。まだ古い考え方をしてる。父さんはもう携帯さえ使えないんだぞ」
私：「間違ってるのは兄さんのほうだ。父さんは彼女がいないと自分がどう思うかを覚えてひどい真似はしなくなる」

ラジーヴ：「そんなことしてもうまくいかない。忘れるんだから！」
私：「じゃあ兄さんのやり方はここまで完璧にうまくいってるのかよ？」

私はベッドから出て洗面所へ向かう。昨日までの一週間はずっと呼び出し待機で、頭がまだもうろうとしている。鏡を見ながら目をこすって眠気を覚ます。数分後、スマホの通知音がする。

ラジーヴ：「今グプタと電話した。デパコートを増やすよう言われた」

私たちは母が亡くなる前から、父の振る舞いをなんとかしようと、ラジーヴの友人で精神科医のアダルシュ・グプタ医師に父を診てもらっていた。大きな白い歯と濃い眉毛を持つ陽気な彼は、父の直近のかんしゃくやひどくなる被害妄想に関する私たちの話に辛抱強く耳を傾けた。それから二年、彼はまず気分安定剤として毎日のラミクタールと、頓服の抗不安薬としてクロノピン（日本ではランドセン／リボトリール）を処方し、私たちが投与を管理した。ところが、ラミクタールのせいで父の胸と背中全体に発疹が出たので、ラツーダに切り替えたのだが、今度は父が意志とは無関係に唇を鳴らすようになった。これはおそらく遅発性ジスキネジアと呼ばれる既知の副作用の兆候だった（そして、その治療に私たちの懐から月四一〇ドルが出ていった）。グプタはその後、鬱用にレクサプロとウェルブトリンを処方し、精神安定剤をラツーダからデパコートに切り替えた。デパコートは、父が精神運動遅延を発症したら減らし、また激情が始まったら増やす必要があり、そのはざま期に服用をいくらか休みにした。また、グプタは当初から週一でサポーティブセラピーのセッションを処方していたが、父は過去のセッションどころか終わったばかりのセッションで何を議論したのかも覚えていられないのに、このセラピーに何の意味があるのか、と私はよく思っていた。

私：「頼むよ、デパコートはもういい！　二カ月に一回キレるほうがゾンビよりましだ」
ラジーヴ：「キレたのはここ四週間で四回目だ」
私：「父さんはデパコートで怒りっぽくもなる。ミネアポリスに行ったときなんてひどかった。あの薬を始めちゃダメだ」
ラジーヴ：「グプタの言うにはあんなことにはならない。あれは死別期のあいだだけ。試してほしいって言ってるからおれはやる。父さんには気分安定化が必要だ」
私：「父さんに必要なのはハッピーでいることだ」
ラジーヴ：「じゃあ、おれたちがハーウィンダーに金を払ってるって言うことが父さんをハッピーにするのか？」

私は冷たい水で顔を洗う。歯ブラシに歯みがき粉をのせて歯みがきを始める。メッセージの着信音が何度も鳴るのが聞こえる。鏡に映る自分を薄目で見ると、出勤の支度の最中にせき払いをしたり流しに喉からたんを吐き出したりしている父の姿が目に浮かぶ。私はかつてずいぶん気の毒に思っていた。父のことを、厳格に管理された父の生活を、自身をしばっている制約を父が緩められずにいることを。だが、私たちきょうだいの現状はそれとどれほど違う？

着替えが済み、私はまたスマホを手にする。

スニータ：「お父さんはなんか、私の勘違いだったかも、何ともないみたい。でもハーウィンダーがいいえ、私は出ていきたいって言ってるのが聞こえた」
ラジーヴ：「スニータ、彼女に電話してくれ。父さんは本気であぁ言ったわけじゃないって言うんだ。

サンディープ、彼女が出てく前に行ってくれ。このプロセスを一からやり直すなんておれたちにはできない。頼むから父さんには彼女はタダで働いてるって言ってくれ。お前たちが払えって父さんから言われたら、とにかくノーと答えろ」

ラジーヴ：「何が真実で何が作り話かもうわからん。おれに言えるのは、自分がもうとにかくいらついてて、どうしていいかわからないってことだけだ。父さんは毎日一〇回電話してくる。父さんの請求書は全部おれが払い、父さんのへまはおれが尻拭いしてる。父さんがこっちに越してきてからおれに黙って作った口座のせいで、父さんの請求書は六回取り立て会社に回った。そのたび、おれは父さんの代理として何時間も電話しなきゃいけなかった。もうほとほと困ってる。父さんの免許証が今度の誕生日で切れる。今度はＤＭＶ〔州の運転免許センター〕と話を付けなきゃいけないが、やってられるか。おれはやらないぞ。父さんがこのまま運転し続けたら、そのうち誰かをひいてしまう」

スニータ：「兄さんたち、お願いだから介護付き住宅を考えて。グレンコーヴのあそこのステファニーからまだメールをもらってる。二人で父さんとじっくり話をして説得して」

ラジーヴ：「おれは介護付き住宅に大賛成だ」

スニータ：「お父さんが家を出るなんて考えたくない。だって自由の身が気に入ってるに決まってる。でもあいにく、私たちは今のやり方で一年がんばったのにうまくいってない」

スニータ（数分後）：「サンディープはなんで返事してこないの？」

ラジーヴ：「またおれたちをミュートしたんだろう」

どんより曇った空のもと、私は家を出る。ノーザン・ステート・パークウェイ沿いの林はすっかり葉が落ちてグレーに見える。私は毎年秋になるとどうも妙な胸騒ぎを覚えるのだが、今年のは例年になく強い。私の頭の中にロングアイランド西部の特大壁掛けロードマップが思い浮かぶ。その上で私の車が目に見えない力で父の家のほうへ、私が恐れるようになった場所へ、毒素のたまった結節へと引っ張られている。

ヒックスヴィルへ車を走らせながらこんなことを考える。介護施設は必然的な結論なのかもしれない。アメリカでは認知症を抱える男女の六人に一人が介護施設にいるのだ（介護付きの住居施設で半ば独立した暮らしを送っている人はもっと多い）。ハーウィンダーがいつか辞めたら、それをもって父の独立した暮らしは確実に終わる。私たちが住み込みの介護者をまた見つけられる見込みはない。少なくともハーウィンダーのようにインド料理を作って父を世話してくれる誰かは。彼女は神の賜物だ。家事や食事の支度をこなすほかにも、彼女は父にトレッドミルで運動させたり、父とH&Yマーケットプレイスまで歩いたり、父を連れてトレーダー・ジョーズへ行ったりしてくれている。彼女の友人たちも、訪ねてきたときには即席の社交の場を作ってくれる。彼女は父の息子たちができていない――というか、やりたがらない――ことをしている。彼女が辞めても、父が介護施設に進んで行きたがることはまずないだろうし、兄か私と暮らすことも、私たちが望んだとしても頑として拒むだろう。マータジーのときと同じで、記憶障害病棟の鍵付きの部屋行きになるのは間違いない。ロングアイランドにホーゲウェイクのような村はない。

車寄せに車を止めると、開けっぱなしの車庫の扉からハーウィンダーが私に会いに出てくる。彼女が泣いていたのは明らかだ。日に焼けた頬にピンク色のすじが流れている。彼女は父から追い出されたあと、車庫からこっそり地下室に入り、ゲストルームのクローゼットに隠れて、私が来るまで父を見張っていたそうだ。「彼はまだ朝ごはんを食べてません」と言いながら彼女が腕を見せる。肌に青あざがある。「彼は私の腕を掴んで、『お前にはあんなに払ってるのに。もうお前に用はない』って言いました。私を無学、あばずれ、召し使い呼ばわりしました。だから私は『私はあなたの使用人ですが、あなただって政府の下で働いていたことがあります。この世では誰もが下僕です』って言いました」

玄関に鍵がかかっていない。家に入ると、父はダイニングテーブルでノートパソコンをにらんでいる。私は父にそっけないあいさつをする。何か良からぬことをしでかしたと感づいてほしかったからだ。この日は病院の仕事が一二日ぶりに休みになった初日で、父がハーウィンダーとお金を巡って始めたけんかの始末など、この週末には絶対勘弁してほしいことだった。「どうしたの?」と言って、私はテーブルにつく。

「どうしたのとはどういう意味だ?」

「ここにただ座ってたから。お昼は食べた?」

父が首を振る。

「じゃあ食べよう」と私は半ば叫ぶように言う。そして立ち上がってキッチンへ向かう。「ハーウィンダーはどこ?」そして父に答える暇を与えず言う。「また彼女相手にかんしゃくを起こしたんだね。だからここにいない」

「臆測で物を言うな――」

「父さんはかんしゃくを起こした。僕にはわかってる」

ハーウィンダーがホイルで包んでおいたロティ〔主に全粒粉を使った無発酵の平焼きパンの一種〕が、タッパーに詰めたカリフラワーとオクラのカレー料理と一緒にカウンターに並べてある。私は食べ残しらしきこれらをレンジで温め直し、テーブルへ持っていく。「できたよ。さあ、食べなきゃ」

父が首を振る。「腹は減ってない」

「腹が減ってないのは、ハーウィンダーとけんかしたからだ」

「探してみろ、まだその辺にいるかもしれん」。父が追い出したあとの彼女はこれまで何度もどこからともなく現れていたので、彼女がまたそうすると考えることは父にとって難しくなかった。

「いない」と私は怒鳴る。「出てった」

「いいだろう、かまわん。オレは大丈夫だ」

「大丈夫じゃない！　自分を見てみなよ。まだ着替えてもない」。父が着ているのはカレーのしみのついた白い下着だ。「普通のシャツぐらい着て」。あのときの私は、父がいかに他人頼りになってしまったかを当人に示す必要があると思っていたが、そこには加虐趣味のきらいもあった。父が私とその常識と能力を軽んじ、兄をえこひいきしてきたことの積年の記憶があふれ出てくる。

「父親に向かってそんな口の利き方をするのか？　どこかのばか者を相手にするみたいに？」

「父さんがどこかのばかだと思って話してるんじゃなくて、父さんの手助けをする誰かを僕らが雇っていて、それを父さんが追い出したんだよ」

「オレはしてない」

「した。わかってる」

「なんでわかる？」

「彼女がみんな話してくれた。父さんは彼女を虐待した」

「オレが彼女をどう虐待したと？」

「彼女に怒鳴りつけ、彼女をどつき、彼女を魔女とか未亡人呼ばわりした」

「お前はその場にいたのか？」

「みんなテープに録画されてる」。父を遠隔監視できるよう、ラジーヴが家にビデオカメラシステムを設置していた。

「そんなのうそだ！」

「うそじゃないよ、父さん。テープはうそをつかない。彼女がうそをついてるって言うなら、彼女はこの世で最悪の女性だ」

「そのとおり、最悪の女性だ」

「いいかげんにしろよ！　わかった。じゃあもう彼女が戻ってこないようにする。父さんがそう言ったんだから、僕たちはもう二度と彼女を戻らせない。彼女にお金も払わない」

「何だと？」

「みんな彼女の作り話なんだろ？　彼女がうそついてるんだろ？　なら彼女にお金は払わない」

「彼女はうそついてる！　神に懸けて誓う。誰の命に懸けても――」

「ムダだよ！　誰の命に懸けたって！　父さんが彼女に怒鳴りつけてるところなら僕だって聞いたことある」

「彼女？」

「ハーウィンダー！」。私の荒らげた声がしわがれている。

「いつ？」

「何度も！」

「オレはそんなことしてない！　彼女にはずいぶんよくしてきた」

「だからこれは全部彼女の作り話だっていう気？」

「人はいつでも作り話をするもんだ」

「何のため」

「立場を優位にするためだ」

　電話が鳴る。父は受話器をなすすべもなく見つめるだけだ。「ほら、父さんは自分にかかってきた電話にも出られないじゃないか」。私が行って取る。「もしもし」。ハーウィンダーだ。まだ外で待っている。あとで折り返し電話すると伝える。

　私はテーブルに戻る。認知症を患って長い父とのけんかは、深夜の運転中に一瞬目を閉じていいことにするようなもの。よくないことだとわかっている。判断に支障をきたすとわかっている。だが、やりたい気持ちを抑えられない。

「父さんが取り乱してるってスニータが言ってた」。私は口調を和らげる。

「サンディープ、オレに何も聞くな。オレはこういう人間だ」

「僕に何かできるかもよ」

「できん」

「その話をすると気が楽になるかも」

「話したくない。オレはオレの人生を生きてきた」

「どういう意味？」

「お前ならわかって当然だ」

「父さんはまだ生きてるんだよ！　まだ生きてる。与えられた時間を活かしなよ、母さんには与えられなかった時間を。考えて。父さんが喜びを感じるのは何をしてるとき？」

　父はしばらく考える。「仕事してると喜びを感じる」

「今喜びを感じるのは？」

　父がテーブルをバンと叩く。「やめろ！」

「楽しみにしていることはまだあるじゃないか。父さんはハーウィンダーを気に入ってる。彼女と一緒に笑ってる。テレビを観るのが好きだし、食べるのが好きだ。ジュースを飲むのが、アイスを食べるのが、マンゴーラッシーを飲むのが好きだ。好きなことはこんなにある。何が好きか覚えてなきゃ」と言い終わる前に我に返る。記憶……

「母さんと話したい？」

「聞くな」

「母さんについて何を覚えてる？」

「思い出は？」と言って私はまた我に返る。

「何もかも。素敵なレディーだった」

「何がお気に入りの」——ましな言葉が思い浮かばない——「思い出は？」

「母さんはオレを本当によく支えてくれた」

「味方だった？」

「大の味方だった」

「たとえばどんなふうに？」

父は思い出すのに苦労している。「何もかも」という言葉を絞り出し、もう話をやめるよう私に身振りで伝える。私にすまないと思ったのだろう。「何も心配するな」と言い添える。

「心配はしてないよ。でも父さんがここで一人になる」

「なら一人になろうじゃないか」と父は腹を括ったように言う。「それでいい。心配するな」

父の食事が済み、昼寝のために父を二階に連れて上がる。着ていたシャツを脱いできれいなものに着替えるのを手伝う。父がベッドに横になり、私がその上に掛け布団をかける。そして「頭を上げて」と言って、テレビが見やすくなるよう硬めの枕を父の頭の下に押し込んでから、ベッド脇の椅子に腰掛ける。二人ともしばらく何も言わない。

「ラジーヴとスニータが言うんだ。もし今のご婦人が出ていったら……」

「どのご婦人？」

「ハーウィンダー。彼女が出ていったら、僕たちは父さんを介護施設に入れるしかないって。二人が今そうするのを阻んでるのは僕だけだ。僕が父さんに介護施設に入ってほしいと思ってるって思う？」

「お前の願望をオレに押しつけるな、オレにどう思っていてほしいとか」と父が突き放す。

「自分の面倒を見れてないいんだよ、父さんは」

「わかった、ならオレを死なせろ。地獄へ行かせろ！」

私は立ち上がる。「父さん、伴侶を亡くしたのは父さんだけじゃないんだから」。私はある心不全の患者の話を持ち出す。彼女は一人暮らしで、息子たちが週一程度で訪ねてくる。ハーウィンダーのような家政婦を雇う余裕はなく、食事の支度も買い物も自分でしなければならない。でも、診察で会うたび、彼女は幸せそうだ。「幸せは心の持ちよう」と私が言うと、父はこちらを見てうなずく。これは父も理解したようだ。なにしろ本人が長らく口にしてきた言葉だ。

私は一階へ下りてキッチンに行く。ハーウィンダーが地下室からの階段を忍び足で上がってくる。私は何も言わず、彼女についてくるよう仕草で促し、二人で二階の寝室へ行く。

父が目を開けると、彼女が私の後ろに立っている。「ほら、父さん、ハーウィンダーが戻ってきた」。父が疑いの目を彼女に向ける。「彼女が申し訳ないって。彼女はタダで働くって言ってる。お金は要らない。食事と住まいだけ」

父の表情が和らぐ。うっすら微笑んでさえいる。「わかった」と父が言う。「じゃあよろしく」

10 いいから、オレの孤独のことは心配しなくていい！

あいにく、けんかはこの日で最後とはならなかった。父の障害が進み、ハーウィンダーの存在そのものが父に自分の無力さと症状の悪化を意識させるようになって、けんかは悪化した。私は兄が設置した監視カメラ越しに父の様子を見ていた。ほとんどの時間、父はハーウィンダーとうまくやっていたのだが、ときどきとんでもない振る舞いに及んだ。彼女を安娼婦呼ばわりしたことや、オレンジジュースのパックを彼女の顔めがけて投げつけたりしたことがあったし、彼女の喉元を摑んだと思ったら、その数分後にはひざまずき、怒って無視する彼女の足に触れながら許しを請うたことさえあった。父が彼女を針金ハンガーで叩こうとしていたあとなど、彼女はこう愚痴っていた。「介護施設だったら注射ものですよ。ここでは私がお茶とお菓子を出してますけど」

言うまでもなく、きょうだい三人ともこうした虐待をやめさせる責任を感じていた。私たちは父との会話でこの件をしょっちゅう持ち出しては、なだめすかしたり、怒鳴りつけたり、施設に入れるぞと脅したりした。だが、父に自分のかんしゃくを意識させることも抑えさせることもできずにいた。ほかにどうしていいかわからず、私たちは現状への埋め合わせについてハーウィンダーと話し合った。そして最終的に、危険手当の名目で毎週ボーナスを受け取るということで彼女は納得してくれた。このほかに、妹が彼女にプレゼントを買い、私たちきょうだいから彼女の子どもたちにお金を送った。

彼女は私たち一家に献身的に尽くしてくれており、そのうえスニータには真の友情を抱いていた。私たちは彼女の忠誠と苦労に報いる必要性を感じていた。それと同時に、私たちには彼女の存在がどうしても必要だった。彼女が住み込みで父の世話をしてくれているからこそ、私たちはそれぞれの職場や家庭での役割をまっとうできていた。それに、父の介護施設行きを阻んでいたのはもうこれだけだった。

カメラ越しに見る父の暮らしは、まるで数本のビデオをつなげてループ再生しているかのようだった。父が動いたと思ったら、また玄関へ行き、ポーチへ出て外の様子をうかがったあと、戻ってダイニングの椅子に座り、テレビを見つめる。あるいは、ふらっと車庫へ行って、何かを物色し、たまに古い新聞を抜き出して読むふりをする。こうした一連の行為が一日中繰り返される。私はすべてを職場で仕事中に見ていた。父と息子のどちらも単調な暮らしに耐えられるようになっていった。

父がハーウィンダーを怒鳴りつけている場面のテープを私が再生すると、そのたび父は観念したような表情をした。私ががっかりしながら「これ、父さん？」と聞けば、父は「ああ、たぶん」と認めはした。だが、あとで――わずか数分後でも――私がその虐待の話を持ち出すと、父は「なんだと！オレは彼女を虐待なんか絶対してない」と声を上げた。

「今テープを再生したばかりじゃないか！」

「見せろ」と父は言い張り、二人でまた最初から見るはめになるのだ。私たちの会話はまさに回転木馬で、同じ場所に一定間隔で繰り返し戻った。医師としての私は、自分のしていることがいかに不毛かをわかっていたが、息子としての私は、父が理解するという一抹の期待を持ち続けていた。

だが、父は自分の不品行を毎回否定した。自分のしたことの意味合いを少しでも理解してくれればと私がどれだけがんばっても、父は無表情、無関心、無慈悲、無頓着のままだった。ハーウィンダーが彼女の部屋で泣いているのに、父は「『娼婦』は汚い言葉じゃない。普通に言うだろう」と言い訳したものだった。

父は私をかついでいるのだ、自覚の欠如は今の父には好都合だから、と思うことや、これはもしかすると父の脆い自我の、間違いを認めたくない気持ちの、昔からの内省軽視の、あるいは日頃から自称していた楽観主義の現れかもしれない、などと思うこともあった。これらの大半が脳の病気のせいだと私がようやく理解し始めたのは、その年の秋にセントルイスを訪れたときだった。

セントルイスでは、ワシントン大学医学部の若き精神科医グレゴリー・デイ医師と会った。細身で話し好きのデイは、チャールズ・Fおよびジョアン・ナイト・アルツハイマー病研究センターで副研究責任者を務めていた。同センターは赤レンガの複合ビルで、私が通っていた医学部のあるメインキャンパスから少し離れたところに立っている。彼のオフィスで話をしたのは一一月のある日の午前で、窓ガラスの外側が一部霜でまだらになるほど冷え込んでいた。私はまず、父の自覚の欠如と思わしきものについてデイに聞いてみた。家で大きな緊張感を生んでいたのは、父の記憶の問題以上に、父が自分の考えや振る舞いを監視あるいは加減できないことだったからだ。

デイによると、自身の機能障害に対する認識の欠如、すなわち「病態失認」はいくつかの神経学的な症状でよく見られる。「脳の障害を扱ううえで難しい課題の一つですが、非常に興味深い現象でもあります。神経学には意識が関わってきますが、ほかの病気では必ずしも目を向けられないメタ意識も関わってきます」。病態失認という用語は一世紀ほど前に、自分の麻痺に気づいていないように見える脳卒中患者を記述するために作られた。病態失認はいまだによくわかっていない現象なのだが、今日でもさまざまな神経学的あるいは精神医学的な症状——外傷性脳損傷、強迫性障害、統合失調症など——で見受けられており、病気とその影響の自覚が当の病気によってねじ曲げられている。病態失認の重症度は軽いものから深刻なものまでさまざま、そして影響を受ける具体的な精神領域もさまざまで、患者がある機能（記憶力など）の低下は自覚していながら別の機能（共感力や社交力など）

の低下を自覚していないことがありうる。たとえば、前頭側頭型認知症というこの病気の比較的まれな形態の患者は、人前で鼻をほじったり面識のまったくない他人の背中をさすったりすることが不適切な行為だとはわからなくとも、自分の記憶力が衰えているという認識は持っていることがある。

病態失認は一種の健忘なのでは、と私は思っていた。父は遠い過去の自分——脳が損なわれていない頃のやさしくて家族思いの科学者——の遠い記憶、脳が壊れつつあるなかでもまだ消えていない記憶に頼っているのかもしれない、と。だがデイの見方は違った。彼は病態失認を特定の神経学的基質に生じる構造上の問題だと考えていた。「ご存じのように、脳にはメタ［高次］機能を遂行する領域があります」。そうした機能の一つが自己認識だ。これをつかさどっているのは前頭葉や頭頂葉のネットワークで、自己監視（自己モニタリング）にも間違いを正す動機にも関わっている。こうした領域が損なわれている父のような患者は、自分の機能障害をえてして認識できていない——自分がもはや認識できないという事実も含めて。

何とも悲しい関係だ。自分の病気のせいでその病気に気づかない、あるいはそれについて考えることができないとは。私は医学部生だったときに神経科の病棟でそうした患者に遭遇したことがある。頭頂葉の脳卒中に見舞われると、左半身の手足を動かせなくなることがあるのだが、そのことは患者への問診ではわからない。彼らは左半身の異変を否定し、障害の証拠を突き付けられても、自身の手足が機能しない理由について作り話をする。自身が深刻な障害を負っていることを、彼らは気にしていないようだった。自身の障害は相手の問題であって自分の問題ではないと考えていた。

母が自身の症状について病識を持ち続けていた理由についてもデイに聞いてみた。たとえば、母は死の間際まで、自分の見る幻覚が現実ではないことを、幻覚を見ている最中でさえわかっていた。デイによると、パーキンソン病とアルツハイマー病とでは病理が大きく違っており、自己認識の度合いの違いはそれで説明がつく場合がある。一般に、パーキンソン病は大脳基底核という脳で運動を制御する領域から始まって皮質野へ広がる。「どこへ広がるかによって患者の示す症候群がわりと決まってきます」。辺縁系の損傷は、非合理的な振る舞いなど、行動の変化につながる。脳幹の疾患は、意識のゆらぎや失神の発作などを引き起こす。損傷が後頭葉まで広がると、幻視などの視覚絡みの問題が生じる。だが、母の脳ではおそらく前頭葉や頭頂葉が損傷を免れていた。それゆえ、機能は徐々に低下したものの、自分の症状を一歩引いた目で評価できたのだ。

一方、アルツハイマー病になると、往々にして前頭葉や頭頂葉がやられるが、それは概して進んだ段階でのことだ。初期段階の患者の場合、まだ病識があって、ヘンリー・モレゾンのように自身の記憶障害について不満を述べたり冗談を言ったりできることがあるほか、自身の障害を家族よりもよくわかっていることもある。とはいえ、診断から概して二〜五年後の中期になると、病識や自己認識の低下が始まることが多い。たとえば、患者は自身の記憶の問題はまだ承知していながら問題の程度を忘れていることがある。これがおそらくこの病気のせいで父の脳に起こっていることだ。父はその身に起こっていた変化を当初はわかっていた。だから退職を決意し、ロングアイランドに暮らす息子たちの近所に引っ越してきた。病状が進むにつれて否定しがちになりはしたが、何かがおかしいという認識はあったのだ。だが、今回のセントルイス出張の頃、父の自己認識は崩壊しつつあった。父は自身の脳が作りだしたゆがんだ現実に閉じこもっていた。

デイが言うには、脳は可塑性がとても高く、特定の機能をつかさどっている領域がどこにあるか、確かなことは言えない。一般に、自覚などの一部機能は特定の領域と対応させられるものの、ばらつきが非常に大きく、重度の認知症を抱えながら病識をしっかり保っている患者もいれば、わりと初期なのに病識をすっかり欠いている患者もいる。「構造と機能の不均衡は日常的に見受けられます。認知検査で機能は正常とされた人の脳画像を撮ってみたら、しわの深いクルミが写っていた、ということがあるのです」

彼の勧めで、かつて神経科で医師のトレーニングに使われていたビデオを観た。そこでは、退職したサウスウエスタン・ベル電話会社では管理職を務めていた七四歳の男性が、三一年連れ添っている妻と一緒に診察を受けていた。＊妻は医師に夫の記憶の問題についてこう語った。「私たちは［問題に］すぐには気づきませんでした。いつからか、夫が今日は何曜日かって一日に五回も聞いてくるようになったんです」

その男性はどこかで聞いたことがあるような経過をたどっていた。彼は小額の足し算や、ナビの指示どおりの走行や、テレビのリモコンの操作が徐々にできなくなっていった。社会的な関係も失った。ブリッジのクラブを辞め、持ち物を違うロッカーにしまったのを見つけられなくなってＹＭＣＡ通いをやめた。判断力にも問題が生じ、たとえば葉が湿っているのに芝を刈ろうとして芝刈り機の刃を詰まらせた。だが、彼の病状には父ほど進んでいない側面が一つはあった。悲しそうな目で見守る妻の前で、彼は「私は忘れてはいけないことを忘れるんです」と正しい病識を示していた。

二〇一七年のこの日の締めくくりに、私はデイに、父の役に立ちそうな何か新しい進展がないか、あるいは近々出てきそうにないかを聞いてみた。彼はしばらく黙って考えてからこう答えた。「どの病態修飾薬〔疾患の原因物質に作用して疾患の発症や進行を抑える薬〕も発症後の患者さんにほとんど効かないことはご存じですよね。認知症が発症するまで待っていたなら、病気はもう進行していて、そのスピードを緩めることはできません。できると言う人はみんな、うそをついているか、あなたからお金を巻き上げようとしています」

そう聞いて私は妙にほっとした。新しい治療法や治験をもっと熱心に探していないことに後ろめた

＊　臨床評価を受ける際、患者には本人とは別に経過を語れる介護者の同伴が求められる。患者の病識の測定には、問題に対する評価の介護者と患者との相違が用いられる。

さを感じていたのだが、デイの言葉はそんな効果的な治療法はないと念を押していた。私は時間を取ってくれたことへの礼を言い、立ち上がって帰り支度を始めた。

「ご尊父はまだ先生を先生だとおわかりですか？」と彼から聞かれた。

「はい」

「先生を名前で呼びますか？」

「たいていは」。そして、孫の名前を忘れることはあるが、私が誰かはまだわかっていて、私を見るとたいてい喜ぶことを話した。

父の暮らしぶりについても聞かれたので、フルタイムの介護者と一緒に自分の家で暮らしていることと、そして私たちきょうだいが父の施設行きをできるだけ先延ばしにしようとしていることを話した。

「すべてなさっているようですね、身の安全を確保し、生活の質を維持するためにできることは」とデイは同情的だった。「今現在、手を打てるのはリソース絡みだけですから——有償の介護者とか」ほかに何か伝えられることはないかを考えているかのように、彼はしばらく口をつぐんだ。だが、哀しげにこう言った。「ですがあいにく、最終的にはどの認知症も同じようになります。脳全体がやられるんです。患者さんはたいてい話ができなくなります」


母の他界後に私たちが直面した難題は、もとから意固地な——そして今や自身の症状やニーズも自覚できない——誰かを説得して介助の追加を受け入れさせることだった。ハーウィンダーが休みの毎週日曜、父は一人で出かけて迷子になったり、お茶を入れようとコンロに火をつけて消し忘れたりしていた。食事を抜くことも多かった。ハーウィンダーが作り置く食べ物を温められないから、それも電子レンジの使い方を忘れたからだった。ラジーヴと私は週末の当直スケジュールを調整して、どちらかが必ず父を介助できるようにはしていたが、その場しのぎだった。なにしろ、二人とも父のそばに四六時中いられるわけではなかった。

翌夏におばのクリシュナがインドから訪ねてくると聞いたとき、私たちはほっとしたものだった。おばは父の末の妹で唯一存命のきょうだいだった。父は母が亡くなる前から二年越しで、こっちへ来てしばらく一緒にいないかとおばを誘っていた。ところが、おばが来た頃の父は、おばと関わりたがらなくなっていた。やはり伴侶を亡くしていたおばは、父と語らい、思い出を共有し、父が困ったときに手を差し伸べたいと思っていたのだが、父は自分がおばの存在をうとましく思っていることを隠せなかった。

「父さんの家族じゃないか」と私たちは言った。

「オレの家族じゃない」

「父さんの妹だよ」

「だから何だっていうんだ！」

父は一週間もしないうちに耐えられなくなり、おばに向かって「お前が帰る日のオレはきっと幸せいっぱいだ」と言った。おばは荷物をまとめて出ていき、残りのアメリカ滞在のほとんどをニュージャージー州に住む遠いいとこのもとで過ごした。

かくしてこれまでどおり一人でいる父をランチに連れ出すため、二〇一八年一〇月のある日曜日、私は車で父を家まで迎えに行った。芝生に黄色い落ち葉が吹きだまっている。夏植えの植物の葉が傷んでしおれ始めている。父はベッドに座って着替えに苦労していた。父は着替えに以前にも増して時間がかかるようになっていたうえ、外が寒くて重ね着が必要なときなど輪をかけて時間がかかった。ズボンをはく前に靴をはいたり、シャツを着る前にセーターを着たり、セーターの上に別のセーターを着たりすることもあった。下着を先に着るのを忘れることもよくあった。

私は手伝うために近寄り、父を立たせようと「シャツを着ようか」と声をかける。そして裏返しになっていたのを手早く戻し、袖の穴が見えるようにして父に渡す。だが「待って、それじゃダメだ」と言って、着たシャツを脱がそうとする。「ちょっと立ってよ」

「何やってんだ」と父が怒鳴る。

「父さん、シャツが前うしろだから。立ってこっちへ来て」

「サンディープ、一度に一〇〇も指示するな。『立て、こっちへ来い、あっちへ行け』」

「手伝おうとしてるんじゃないか。手伝い要る？　要らない？」

「要らん」と父が吐き捨てる。

「じゃあ、一人でやって」。私は回れ右をしてあえて部屋を出たが、このままでは下で何時間も待たされるのが目に見えているので、また戻る。「頼むよ、父さん。一緒にやろうよ」

着替えが終わっても、時間のかかる仕事がもう一つ待っている。家を出ることだ。まず、父の鍵を探す。鍵はダイニングテーブルに置かれていた何かの紙の下にあった。次に、家中をまわって明かりを消す（のだが、父はもう一周していくつかまたつける）。そしてポーチに出て、郵便受けの中を確かめる（日曜日なのに）。そして私を玄関前に残してまた中へ戻る。

「どこ行くんだよ？」

「鍵をどこに置いたか忘れた」

「確かめたばかりじゃないか」と私は叫んだが、父の姿はもうない。

二階へ上がってみると、父がクローゼットの扉にセロハンテープを貼っている。留守中に開かないようにするためなのだろう。

「何やってんだよ？」私はキレそうになってくる。

「よし、行こう」と父がすぐに言う。テープのロールがぶらさがったままにして。

「鍵は？」

「あった」

「どこに？」と一緒に寝室を出ながら聞いてみる。

「ポケットの中」

外は日が照っていたが、気温はせいぜい一〇℃を超えたくらいだ。穏やかな風に風鈴が鳴っている。遠くで星条旗がひらめいている。

車に乗り込み、父のシートベルトを締め、バックして車を出す。そして二人の週末の儀式に期待感を持たせようと、「さあ、どこ行こう？」と私が明るく聞く。

「オレに聞くな」と父がそっけなく答える。

最近いつも行っているハウス・オブ・ドーサスの辺りには、南アジア系の店が点在している。私たちはベンガル風スイーツの店、ハラール肉の店、サリーのブティックの前を通り、混み合う駐車場に車を止める。アスファルトの割れ目から雑草が生え出している。側溝から冷たい蒸気が立ち昇っている。

「ここは前に来たことある気がするな」と父が言う。「ディワン・グリルか？」

「いや、ハウス・オブ・ドーサス。僕たち毎週来てる」

「毎週？」と父が疑う。

「そう、毎週日曜日、ここ六週間は」

私が助手席のドアを開け、父がアスファルトに慎重に足をおろす。父の服装はいつもどおり、オリーブグリーンのスラックスに、ダークブラウンのレザージャケット、そして光沢のある黒革の靴。はいていくと言って聞かなかったパジャマが、スラックスのほつれた裾からはみ出ている。セーターの下の膨らみは、シャツのポケットに詰め込まれた財布とその他もろもろだ。父が膝を曲げて立とうとするが、動けない。私が手を差し出すと、「年取ったもんだ」と言って、ここ何週間ぶりかと思うほど久しぶりに声を上げて笑う。

　私たちは手をつないで駐車場を横切る。大通りの反対側ではヒンドゥー教のディーワーリーの祭りが催されており、家族連れが焼きトウモロコシや香辛料の効いたチャート《軽食》を求めて行列を作っている。親の横には頭にオレンジ色のスカーフを巻いた一〇代の若者がいて、かつての私と同様、ポケットに手を突っ込み、家に帰るのをただ待っている。

　低い木格子の天井と着色ガラスの窓のおかげで、店内には教会のような暗さと落ち着きがある。壁にはヒンドゥーの神々の木彫りがいくつも飾られている。私たちが待合スペースに入ると、オーナーからすぐテーブルに案内される。

　テーブルにつくと、「あのご婦人はどこ行った？」と父が聞く。

「誰？　ハーウィンダー？　日曜日は休みだよ、忘れたの？」

「なんで？」

「父さんが日曜日はいいって言ったから」

　父が目を細めて私の言ったことについて考える。そしてうなずく。こうした事柄の決定権がまだ自分にいくらかあるのがうれしかったらしい。

「何ドーサがいい？」

「お前が決めろ」と父が言うので、ウェイトレスが来たとき、私は父の好きなセモリナ粉のスパイシードーサを二つ頼む。この頃はこんなやり取りが多くなっていた。認知症は、父が自分の欲しいものをこれと言うことを、さらには欲しいものを欲しいと感じることすら、できなくさせようとしていた。父の代わりに私が覚えていなければならない物事が増えていた。

二人とも黙って座っている。ふと見ると、父の爪が伸びていたので、帰ったら切ると心のメモに書く。ほかにも、セイコーの腕時計が止まっている。父は単なる装飾品としてつけているのだ。

「サンディープ、こいつは何だ?」。父が折りたたみ式の携帯電話でメールを見せる。ある農業科学誌の編集委員会への招待だ。私はメールをひととおり読む。そして、誰かが父に連絡を取ろうと考えたことに驚く――退職してもう四年以上経つのに。

「この雑誌、知ってる?」

「ああ」と父は言うが、私にはうそだとわかる。

「『貴殿は植物バイオテクノロジーの分野で優れた業績を残されました』」と私が読み上げると、父が誇らしげな表情をする。「『そこで、貴殿を査読の――』」

「やりたくないとはどう伝えればいい?」と父が遮る。

残念がっていないか、父の表情をうかがってみるが、相変わらず無表情だ。「いいの?」

「いい」と言うので、残念だったがほっともしながら、私は辞退メールの入力を事細かに手ほどきする。

ウェイトレスが、ジャガイモのカレー料理を詰めた三角のドーサとサンバルスープ〔南インドの豆や野菜のカレー風スープ〕とマンゴーラッシーを二つずつ持ってくる。父が彼女にパイプをくれと言うので、私はすかさずプラスチックのストローを渡す。

食べ始めてから私が「インドが恋しくなることある?」と聞く。

「どういう意味だ?」

「インドが恋しくなることある?」と同じ質問を繰り返す。

「テレビ番組のか?」

父の意図がわからない。「じゃなくて、国」

「ああ、インドは地獄だ」と父は吐き捨てるように言う。「インドにはもう二〇年行ってない」。実際にはほんの六年前にひと月ほど行き、各地の有名大学で「緑の革命から遺伝子革命へ」と題して招待講演をこなしていた。

「インドの何が問題？」

「なんと言うか」――と父はためらう――「分離独立やら何やらあるたびにだな」

「分離独立はずいぶん前だよ、父さん。僕が言ってるのはアメリカに来る前に住んでた頃」

「分離独立はいつだ？」

「一九四七年。僕が言ってるのは一九七五年に住んでた頃」

父は肩をすくめ、ドーサを食べ続ける。

父のこういう無関心な反応に私は驚かなくなっていた。かつては完璧主義者だった父も、今では自分の間違いや間違った理由を気にしない様子で、そもそも自分が障害を抱えていることを認識していなさそうだった。この頃の私は、これが父の力の及ばないことだと理解していた。前年の秋にセントルイスでデイ医師から話を聞いて納得してはいた。だが、父が何か間違うと、それを正し、少しばかりたしなめ、間違いは今なお重要だと科学者だった父に念を押したくなる。そんな衝動を私は相変わらず抑えられずにいた。

同時に、父が障害を認識していないことのメリットもわかっていた。他人からの称賛や敬意を何より欲しがっていた父が、そうした移ろいやすい評価にはもうこだわっていなさそうだった。父の脳が萎縮していたのは間違いないとして、父の想像力や理解力、野心や期待もしぼんでいたが、それはそう悪いことでもなさそうだった。私はときどき、転移性の膵臓がんを患った腫瘍学者のことを思い出していた。私は医学実習生時代にメモリアル・スローン・ケタリングがんセンターで彼の治療を担当していた。彼の場合、確実にどうなるかを熟知していたことが、残されたわずかな時間を蝕んでいた。

父の場合、この心配は無用だった。父の病識失認は、実際問題として防護メカニズムと化していた。ある意味、病が病そのものの面倒を見ていた。

慰めになることはほかにもあった。私たちは、父の不安を和らげるために、起こっていないことに関してうそをついて大丈夫だった（私は父にうそをつくというタブーをもうずいぶん前に乗り越えていた）。たとえば、「ラジーヴが出張前に父さんに電話してきたよ」と、実際には電話してこなかったとしても父に言うのだ。また、かつて父を怒らせていた物事に父は怒らなくなっていた。父は口げんかのことをすぐに忘れた。執拗に否定したり叱責したりしなくなった。短期記憶がほとんど働いておらず、日々をある種の幻覚状態のなかで暮らしていた。父の気分はものの数分で、時にはもっと早く、怒り心頭からあきらめへ、さらには愉快さの類い、少なくとも茶目っ気ないし――私が子どもの頃には持ち合わせていなかった――おどけた感じへと移り変わることがあった。私が以前の口げんかのことでまだもやもやしていても、父は機嫌良く「よう、元気か」と電話に出た。病気のせいとはいえ、父は純粋に今を生きていた。忘れるという父の能力は災いであると同時に祝福でもあった。

「ドーサはどう？」と聞いてみる。父は折りたたまれた三角のまだ一角にしか手を付けていない。全部は父には多すぎるようだ。

「いいね」と言うが、目を上げない。「うまい」

「ほら、ソースかけようか」。父はココナッツチャツネが大好きだ――というか、大好きだった。だが、父は手で払いのけるような仕草をする。もうあまり食べる気はないらしい。

こうして父と一緒に食べていると、私がUCバークレー〔カリフォルニア大学バークレー校〕で学部の一年だった頃によく二人でお昼を食べたことが思い出される。当時の父は、大学から数キロほどのオールバニーにある植物遺伝学の研究センターでポスドクとして短期で働いていた。毎週日曜になると、父は私を自分の家に呼び、午前中いっぱい煮込んだ鶏肝のカレーと自家製ヨーグルト――私の好物―

―を出し、私が人生ですべきことについて厳しく説教した。父はいつでも私を医者にさせたがっていた――それもUCバークレーのライバル校であるスタンフォード大学卒の。父に言わせると、それが知的職業人としての成功の頂点だった。私は父の夢とは関わりを持ちたくなかった（インド系移民の文化において、若者の反抗とは医学の道にノーと言うこと――そして私のように実験物理学を専攻すること――だった）。だが、父は同じことを言い続けた。父は常々、親が子に働きかけ、説得することで、子を正しいレールに乗せられる――もう一言の忠告ないし警告でわが子の大失敗を防げる――と信じていた。

あれから三〇年経った今、立場が逆転している。私はある意味そうであってくれと願っている。「日曜は一人で大変なんじゃない？」と言って、私はハーウィンダーが働く日を増やす話を今日もまた切り出しにかかる。「スニータのところへ何日か行ったら？」

父が不審そうに私を見て、「そりゃあいい考えだ」と嫌みっぽく言う。

私は体がカッと熱くなるのを感じる。「いい考えじゃないのは何で？　クリシュナおばさんがいなくなって、家の中はすっかり静かになってる。だから別案を出してるのに」

「そりゃ最悪の案だ」

「いい案じゃないのは何で？」

「まずあそこへ行かなきゃならん、空港へ」と父が漫然と言う。

「大したことないよ、父さん。飛行機に乗るまではラジーヴが付き添うし、ミネアポリスに着いたらスニータが迎えに来てる。そんなややこしくない」

「だがそのあと戻ってきて、またいつものさえない時を過ごすわけだ。スニータは何をするつもりなんだ？　行かん」と言って父は首を横に振る。「オレは大丈夫」

父は生涯よく旅をした。父はヨーロッパでの会議へ出張すると凝ったスライドショーを作ったもので、それで見たロンドン塔やブリュッセルの噴水を私は今でもよく覚えている。それが今や、三時間のミネアポリス便にも乗りたがらない。

「大丈夫じゃないよ」と私は言いながら、本格的な口げんかに突入したくなる欲求に抗おうとする。

「父さんは今朝、スニータに自分は孤独だって言ってたじゃないか」

「オレがスニータにそんなことを？」

「うん」

「いいから、オレの孤独のことは心配しなくていい！」

「力になろうと思って言ってるのに」

「お前は力になろうとなんか思ってない」

「僕が父さんを不愉快にさせようとしてるってこと？　そんなふうに思ってるわけ？　僕だよ、コールド・スプリング・ハーバー巡りを手配したのは。覚えてる？　ホフストラ大学の奨学金のお膳立てだってさ。父さんを昼食会に連れてったり」

「どの昼食会？」

「ホフストラ大学で銘板をもらったときのだよ！　ステージに上がったじゃないか？　他人の批判は簡単だよな」

「それはお前がやってることだ」

「あのさ、とにかく僕が言いたいのは、父さんはスニータのところへ行ってもいいし……それとも……ハーウィンダーに日曜も家にいてもらえるかもしれない」

父が私をじっと見る。「ハーウィンダーに家族はいないのか？」

これで本題を持ち出せる。「ハーウィンダーがスニータに言ってたんだけど、毎月二、三日の休みがもらえるなら、週七日いたいって」

父が首を横に振り始める。

「父さん、なんでダメ？　父さんは彼女が家にいるときのほうがハッピーだよね。彼女は父さんに良くしてくれるし――彼女には住む場所が要る。彼女は助かるし、父さんも助かる」

「オレを押したんだぞ。覚えてるだろ」。いつぞやの言い争いで父が彼女を叩こうとしたのを彼女が押しとどめたときの記憶がよみがえったようだ。

「あったね。あれはなんで？」

「知るか」

「そのとき父さんは何した？　自分が押されたことは覚えてる。自分は何した？」

「オレは何もしてない」

「へえ、じゃあ彼女はどうかしてて、父さんを何の理由もなく押すんだ」と言いながら、私は会話が例によって不毛になりつつあることに気づく。「父さんが何かしでかしたんだろ。都合のいいことしか覚えてないんだから！」

父がいつものように自分が払うと言いだす。そして私がいつものように次回は頼むと応じる。父はチップの習慣を良く思っていない。父世代の大勢のインド人と同様、父はこの習慣は気取った行為であり、チップは良いサービスに対してのみ渡すべきであって機械的に渡すものではないと思っていたうえ、5％以上出すことはまれだった。それゆえ、店員の悲しげな目を見るくらいならと、いつものように私が払う。

「この店、気に入った」と歩きながら父が言う。「毎週来なきゃな」

車に戻り、私はヌスラット・ファテ・アリ・ハーンの曲をかける。カッワーリー〔南アジアのイスラム教の宗教賛歌〕が始まり、イントロのシタールのリフをタブラが引き取ったあと、ハーンが声を張り上げて自作の詩を歌う。ひところイスラム神秘主義の詩を熱心に聴いていた父が、曲に合わせて静かに指を鳴らす。

少々リラックスした父を見てうれしくなった私は、帰り道を遠回りし、センター島近くの入り江まで一五キロほどドライブする。ここには母がまだ存命だった頃に来たことがあり、父は砂浜での散歩を楽しんでいた。路肩に車を止め、低い木の柵をまたいで浜に出る。低く垂れこめた空を見上げると、灰色の雲がいくつか合体して大きな塊になろうとしている。白い砂地には黄色い葉の枯れ草が雑然と立っている。かなたのロングアイランド湾が水銀の池のごとく輝いている。カモメが何羽かうるさく鳴きながら頭上を飛んでいるが、それを除けば物音一つ聞こえない。

「オレたち、ここで何してるんだ？」

私は父の手を引こうと手を差し出す。「ちょっと散歩」

海の近くの空気はいっそう冷たい。打ち上げられた海草は、腐りかけからすっかり腐ったものまでいろいろだ。さざ波が、赤みがかった泡を立てながら砂地に染み込んでいく。

「アベリストウィスの浜をよく散歩したのを覚えてる？」

「どこの？」

「アベリストウィスだよ、ウェールズの。遊歩道があって。僕は五歳だった」

「覚えてるさ。家には寝室が四つあった。スニータはあそこで生まれた」

「母さんはお針子をしてた」

うなずく父は、対岸のコネチカット州のほうを見つめている。「母さんは偉大な女性だった。ずいぶん早く逝ってしまったが」

「でも、あれは逝き方としていちばん良かったと思わない？　父さんはどんな逝き方がいい？」

父が片手を上げる。「その話はよそう」

緑色の草に囲まれた潮だまりに近づく。水面を渡るさざ波が、ブラウン管テレビの横筋のように縁に達しては消えていく。私たちはみぎわに立つ。「オレたちここで何やってんだ、サンディープ？」と父がまた聞いてくる。

終わりが近づきつつあることはわかっていた。一緒にいるこうしたひととき——ランチや散歩、父が振り込まずに手遅れになったことの記憶、私が記憶を作って保つことができないほど幼かった頃の話——は、潮だまりのさざ波のように失われていくのだ。

今できることは散歩しかなかった。一緒に、肩を並べて、終わりが来るまで。私たちを何が待ち受けているのか、私にわかるはずもない。父は私のことを忘れるか？　私は父のことをどれくらい忘れるか？　父はあとどれほどのあいだ、これが浜辺と呼ばれる場所だと、そして浜辺と自分にどのような関係があるかを理解できるのか？　白地に黒の文字が意味のある記号でなくなるのはいつか？

潮だまりを見つめながら話しかける。「父さんはインドでスクーターに乗ってたね」

「何だ？」

「父さんはよく僕をスクーターで連れてってくれた。プサ・インスティテュートに。父さんの研究室のあった。覚えてる？　うちはキールティナガルに住んでた。マータジーと同居で」

「どこに？」

「デリーのキールティナガル。母さんは高校で教えてた。ラジーヴと僕はデリー・パブリック・スクールに通ってた。あそこの先生たちは答えを間違うと僕らをひっぱたいたもんだ。覚えてる？」

「覚えてるさ」

「父さんは僕に風船を持ってきてくれた。それをスクーターの後ろに結ぶんだ。でもうちに着いたとき僕がいつも手を離しちゃって——」

父が片手を上げ、「さあ帰ろう」と私の話を遮る。落ち着かない様子だ。「疲れた」

「もう少し歩かなくていい？」

する。


「いい。帰ろう」。父は結構疲れているらしく、この誘いには応じなさそうなので、引き返すことに
　湿った砂地に残る自分たちの足跡を逆にたどっているうち、「お前が来てくれてうれしかったよ」

と父が言う。

　感傷的な言葉に驚いて父のほうを見やる。「僕もうれしかったよ、父さん」

「最後にお前に会ってからもうずいぶん経つんじゃないか」

「昨日会ったよ」

　父が声を上げて笑う。「すまん、忘れてた」。そしてもう何歩か歩いたあとに、「サンディープ、
オレたちはいつでもお前がお気に入りだった」と言う。

　今度は私が笑う番だ。「『オレたち』って？」

「オレと母さん。お前はいつも明るかった。成績もトップで」

「それなら父さんもじゃないか。トッパーって呼ばれてたんだから」

「いや、トップモストだ」

「トッパーだったと思うよ、父さん」

　父が肩をすくめる。「かもしれん。来て良かったな」

「僕もそう思う」

「オレたちはこういうことをもっとやらなきゃ。お前からはいろいろ学びがある」

「たとえば？」

「もっと親しみやすくあれ。むくれるな」

「じゃあ来週もやろう。ハーウィンダーは明日の朝戻ってくる」

「今度はピーアを連れてこい」

「わかった」

「覚えてられるか?」

「大丈夫」

「お前は忘れっぽいからな。さっきオレがお前に何て言った?」

「『ピーアを連れてこい』」

父が笑う。「記憶力いいな」。父がふいに立ち止まる。「さあ戻ろう。疲れた」

「車はこの先。路肩に止めてある。このまま歩かなきゃ」

「長い道のりを来たもんだ」と父が言う。

「わかってる」。二人とも歩きだす。「でも終わりは近いよ」

11　母さんはどこ行った？

私は何者なのか？　こちらか、あるいはもう一方か？
今日の私はある人物で、明日は別人なのか？
——ディートリヒ・ボンヘッファー、ドイツの神学者

その人がその人であるとはどういうことか？　あるいは、人格とは何か？　一八世紀イギリスの啓蒙哲学者デイヴィッド・ヒュームが打ち出した理論によると、人格とは記憶の組織に書き込まれた経験の寄せ集めにすぎない。彼は著書『人間本性論』〔邦訳は木曾好能訳、法政大学出版局ほか。本文訳は本書訳者による〕にこう書いている。「私が『自分』と呼んでいるものにとことん奥底まで分け入ると、出くわすのは決まって……何らかの知覚のあれこれだ」。彼はさらに、人格とは「さまざまな知覚の束ないし集まりにほかならず、それらは想像を絶する速さで互いに連なり、絶え間なく移ろい続ける」としている。彼に言わせると、こうした印象や知覚ははかないが、記憶によって連続やつながりの感覚が与えられ、経験した出来事として整理される。「記憶がなければ、我々は因果関係という観念など持たなかったであろうし、ひいては、原因と結果の連鎖という、我々の自我ないし人格を成す観念も持たなかったであろう」

このように、ヒュームの概念において、個人の同一性は記憶できる物事に結び付けられている。記憶を失ったなら、「自我」も失っているということか？

こちらもイギリスの啓蒙哲学者ジョン・ロックは、著書『人間知性論』〔邦訳は大槻春彦訳、岩波文庫ほか。本文訳は本書訳者による〕で同様に、パーソンフッド（その人であること）の最たる特徴は、以前の行為や経験で自身を同定する個人的な意識だと述べている。彼いわく、人格とは「理知と省察を持ち、自身を自身と見なせる、考える知的存在であり、異なる時間と場所において同じ思考をするもの」だ。この認知中心の見方において、自我は記憶によって強化される。記憶がなければ、私たちは桟橋に係留されていない船のごとく忘却のかなたへ流されていく。ロックにとって、特定の人格をなしているのは意識を持つ自我なのだ。「過去の何らかの行為または思索まで意識をさかのぼれるなら、その人格の同一性はそこまで達する」。言い換えると、個人の同一性は自身の過去の状態と現在の状態とをつなぐ記憶によって維持される。

この考え方の今風の解釈を唱えたのが現代哲学者のデレク・パーフィットだ。彼の定義する人格とは、記憶、意図、思考、欲求が結び付けられた束だ。パーフィットが議論している思考実験では、人間の体と脳を細胞の状態のレベルまで厳密にスキャンし、その情報を火星へ転送し、それを用いて火星で元の人間のレプリカを作る。まったく同じ脳と体を持つこのレプリカは、元の人物そっくりの外観を持ち、まったく同じように考え、振る舞い、過去の記憶を思い出す。では、元の人物がこのデータ転送の犠牲になった場合、彼はレプリカの中で生きている、と合理的に言えるか？

パーフィットの見方は自律性と合理性についての西洋の価値観に埋め込まれている認知中心の見方であり、そこで人格は、思考、知覚、欲求――言い換えれば精神状態――を時間の経過とともに連続的につないでいく営みと定義される。この立場から見たその人であることとは、過去（少なくとも長期記憶が始まる就学前の頃）に始まって未来まで生涯続く映画にほかならない。記憶として体現される心理的連続性がないと、人格の同一性はその意味を失う。ホーゲウェイクのような介護施設はある意味、過去の人生との物理的なつながりや、過去の人生を思い出させる手掛かりを通じて、心理的連続性の回復を試みているのだ。

ただし、人を精神生活だけで定義することには、人間性の剝奪に至る〝滑り坂〟がある〔きっかけはささいでも徐々にあるいは一気に大きくなって取り返しがつかなくなる、という主張・論法が「滑り坂論」などと呼ばれている〕。たとえばパーフィットは、「心臓が鼓動を止めるいくらか前から人格が徐々に存在しなくなることがある」と述べたうえで、「人格が存在しなくなったなら、その人物の心臓の鼓動が止まらないよう手を尽くすことにも、鼓動が止まらないようにするのを控えることにも、道義的な理由はない。そんな主張が成り立つ」と付け加えている。〔以上、『理由と人格』より。邦訳は森村進訳、勁草書房。本文訳は本書訳者による〕

ほかの現代の思索家たちは、重度の認知症を抱えて生きる人々について同様の見方を発展させてきた。たとえば、プリンストン大学の倫理学者ピーター・シンガーは、破壊的な神経学的奇形の子どもや認知症の進んだ大人の安楽死は道徳上の大罪ではないとしており、一九九四年の著書『生と死の倫理』〔邦訳は樫則章訳、昭和堂。本文訳は樫則章訳を引用〕でこう述べている。「人格だけが生き続けることを欲し、将来についての計画をもつことができる。なぜなら、自分が将来も存在する可能性があることまで理解できるのは人格だけだからである。このことが意味するのは、人びとの生命を本人の意思に反して終わらせることと、人間以外の生き物の生命を終わらせることとは違う、ということである。たしかに厳密に言えば、人間以外の生き物の場合、その意思に反して生命を終わらせるとか、その意思に応じて生命を終わらせるなどと言うことはできない。そのような生き物には、こうした問題に関して意思をもつ能力がないからである」。また、『実践の倫理』〔邦訳は山内友三郎・塚崎智監訳、昭和堂。本文訳は本書訳者による〕には次のように書いている。「ある存在が……人間であることは、それを殺すことの悪さ加減にとって重要ではない。この判断を左右するのはむしろ合理性、自律性、自己意識などの特徴である」

こうした哲学的な信条は法的に是認されてさえいる。二〇〇三年三月、ケネス・エッジという七九歳のスコットランド人男性が、五五年連れ添った八五歳になる認知症の妻を枕で窒息死させたのだが、口頭注意のほかに刑罰や罰金は科されなかった。この裁判でスミス判事は、「かつて結婚した女性ではなくなった女性を介護しようとする中であなたが受けた多大なるストレスや重圧」に留意していた。

とはいえ、新生児医のジョン・ワイヤットの主張を言い換えれば、ある人にその人であることを示す何かがあり、ゆえにそれに見合った権利、倫理的保護、配慮が得られる資格があるかどうかを、海馬で（もしかすると皮質や視床でも）ニューロンの集まりのいくつかが無傷であることをもとに、どうしたら定められるというのか？　その人であることのような非常に大きな特徴が、脳の数えるほどの部位の問題にどう帰着するのだ？

これと対立する哲学的見解がある。それによると、その人であることの基盤と考えられている心理的「連続性」は、いかなる形でも連続的ではない。たとえば、私は幼い頃の体験を覚えていないかもしれないが、自分に一〇代の頃があったことは覚えており、私が一〇代だった頃には、幼い頃の体験を確かに覚えていた。したがって、今の私が一〇代の頃の私と同一人物で、一〇代の頃の私が幼い頃の私と同一人物なら、心理的連続性はなくとも、やはり私は幼い頃の私と同一人物のはずである。このように、人格の同一性を記憶だけですっかり確定させることができないのは明らかだ。

さらに、この見解によると、心理的連続性に寄与しているのは記憶だけではない。意図、心情、価値観、習慣など、深刻な認知症を抱える患者でも往々にして保たれている無意識的な振る舞いもそうだ。

そもそも、その人であることには心理的連続性が欠かせないという主張には本質的な欠点がある。

人格は他人からなるシステムの一部だ。人格を構成しているのはその人の知性だけではない。その人の個人的あるいは社会的な関係や交流もであり、これらも人生に意味を与えてその人であることに寄与している。たとえば、父は自分が毎週日曜に私とハウス・オブ・ドーサスに出かけてランチを食べていることは覚えていないかもしれないが、場所はともかく自分をそこに連れていっているのが私だとはまだわかっている。私たちは今なお家族としての関係や共通の過去を、父がいつでも思い出せるわけではないとはいえ共有している。私にとって、父は今でも私の父親だ。私がそう思っているからである。

社会心理学者のトム・キットウッドに言わせると、自我を認知能力に還元することは欠陥のある――そして基本的に学術的な――営みだ。「そのような議論の背後には、あるおぼろげな影の名残を認めることができる。それは前時代の自由主義的学問の名残である。すなわち、親切、思慮深さ、正直、公平、そしてなににもまして知性。世の中の成り立ちからいって、情緒や感情はわずかな役割しか果たさない。関係や関与よりも自律性が優先する。感情はどこにも居場所がない」〔『認知症のパーソンセンタードケア――新しいケアの文化へ』高橋誠一訳、クリエイツかもがわより引用〕

言い換えると、何が人格を形成するかに関する従来のパラダイムは、人の認知能力の枠外にある豊かさをうまく取り込めていない。人は内なる世界にだけではなく公の空間にも存在している。重度の認知症を抱えて暮らす人々の人生に意味を与え続けているのはこの空間だ。二〇世紀の神学者マルティン・ブーバーが述べているように、「精神は我のなかにあるのではなく、我と汝とのあいだにあるのだ。精神はきみの体内をめぐっている血液のようなものではなく、きみがそのなかで呼吸している空気のようなものである」〔『我と汝・対話』田口義弘訳、みすず書房所収の「我と汝」より引用〕

この年の冬、私は父を再びゴードン医師に診せた。初診から四年が経ち、父の症状は明らかに悪化していた。ミニメンタルステート検査の結果は三〇点中の今回は一七点と、文句なしに中等度の認知症に進んでいた（前回は二四点ほど）。この低下のどれほどが母が死んだあとの鬱のせいなのかは何とも言えないが、父の心理状態はともかく、脳の病気は明らかに進行していた。MRIスキャンには「白質の微小血管虚血性変化の悪化」が見られ、脳内の血管の閉塞による「脳血管性」認知症であることがうかがわれた（父は前々から高血圧だったが、大して治療してこなかったので、それが原因かもしれなかった）。だが、「中脳容積減少」や「海馬領域の不均衡性の側頭葉容積減少」も見られ、アルツハイマー病のせいであることもうかがわれた。父の振る舞いの複雑さ――腹立たしいほどの不可解さ――が、損なわれゆく大きさ数ミリほどの変化に集約されて、スキャンのまさにそこに写っていた。

ゴードンによると、脳の血管異常はプラークやタングルと併せて見られることが多い。実際、今では高齢の患者で最も一般的な形態は混合型認知症だと考えられているが、この呼称は基本的にまだ学術用語だ。どちらの形態についても良好な治療法がないからである。*それでもなお、認知症の発症そのもののリスクを抑えるためにできる対策はある。健康的な食生活を送ることや十分な運動をすることなどだ。二〇一五年に発表されたフィンランドでの研究によると、全粒穀物、魚類、果物、野菜が豊富な地中海式の食習慣に従うことで、高齢者の認知能力や意志決定が二年のあいだに向上した。同様の研究でも、身体活動の水準の高さには――その活動が料理や掃除のようなシンプルな家事であっても――高齢者の認知機能の向上と関連があることが、アミロイドプラークなどの脳病変がある場合においても示されている。

予防につながるメリットが実証済みの対策にはほかにも、十分な睡眠を取る、脳を刺激する社会活動や認知活動を行なう、喫煙や飲み過ぎを避ける、ストレスを最小限に抑える、などがある。こうした対策の多くは心血管系リスクも最小限に抑える。それどころか、今日では心血管系のリスク要因は認知症のリスク要因でもあるという確たるエビデンスがある。あるモデル化研究の推定によれば、糖尿病、高血圧、肥満、喫煙、運動不足といった心血管系リスクを少々抑えるだけでも、アルツハイマー病の症例の総数を全世界で一〇〇万例減らせる。

あのＭＲＩからは読み取れないことだが、父は足取りがおぼつかなくもなっていた。あの年の冬は転倒の冬だった。二〇一八年のクリスマス明けのある晩、父はトイレに行こうとして寝室で転び、木の床に頭を打った。私たちはアスピリン（抗凝血剤）と、ゴードン医師が始めていたイクセロン（アルツハイマー病治療薬）を即刻やめたが、転倒は続いた。父は二週間後、不可解なことに暗闇の中でトレッドミルで歩こうとして転んだ。「失敗したよ」と力なく認める父に向かって、私はなんでそんな愚かなリスクを冒したのかと声を荒らげて問い詰めたが、大けがをするのは時間の問題だとわかっていた。

それは二〇一九年春のある晴れた夕暮れ時に起こった。私たちはハーウィンダーからの電話で、父が家の前の通りでひどい転び方をしたと知らされた。父は再び歩道のひび割れに足を引っかけたのだが、今回はコンクリートにうつぶせに倒れ、右目のすぐ上に深い切り傷を負った。そして数秒ほど気を失った。

私はウォルグリーンズの駐車場で父と兄に合流した。ラジーヴが車で父を連れて、父の傷口を清潔

＊　二〇世紀の大半を通して、高齢者に見られる脳変性の主因は血管性認知症だと考えられていた。その後、振り子はアルツハイマー病へと大きく振れたが、今日では、アルツハイマー病における血管病変の重要性の認識が高まっている。今では、この病気でよく見られる脳変性状態は複数の病理の組み合わせで生じうると考えられている。

にするための包帯などを買いに来たのだ。父は後部座席にもたれかかってぼうぜんとしていた。目の上の傷口と転んだときについた手から血がしたたっていた。だが、父は痛みはないと言い、とにかくベッドに行きたがった。父を救急に連れていけば、たとえ私たちが勤務先の病院で特権を振りかざしたとしても長い夜になるのが見えていたので、私たちは必要な品々を買って父を家に連れ帰った。

その晩、父はベッドから二度落ちた。私はあるブックアワードの授賞式のために翌朝ロンドンへ発つことになっていた。ロンドン行きをやめることも考えたのだが、ラジーヴに行ってこいと言われた。搭乗の直前、ノースショア大学病院にいる兄から電話があった。兄は検査してもらおうと父を同病院の救急病棟に連れていっていた。終わったばかりのCTスキャンによると、父には硬膜下血腫（頭蓋骨のすぐ裏側に血がたまった状態）があり、出血が脳内に広がりつつあった。塊はわりと小さかったが、医師らは父を入院させて様子を見ることにした。

父は三日間入院した。私の出張中、兄があの大変だったあいだの経過を知らせてくれた。父はせん妄や見当識障害を起こした。看護師たちとけんかした。家に帰ると言い張った。だが、幸い血腫に変化はなく、父は私がロンドンから戻る前に退院できた。

とはいえ、父の足取りはそれからの数日で悪化した。翌週にハーウィンダーと私で神経外科のフォローアップに連れていったとき、父は歩くのもやっとで、その日の朝に病院の駐車場をおぼつかない足取りで歩いたときには、なま温かいアスファルトに靴底をこすらせていた。父に段差をのぼらせ、両開きのドアの前までなんとか連れていくと、車椅子を用意して待っていた付添人が、その日の午前に予約していたCTスキャンへと父をすみやかに連れていった。

その日のスキャンでは、血腫がかなり大きくなっていた。また、父の頭蓋骨の中で脳が一センチほど右にずれていた。父の脳はかなり萎縮していたので、父の頭蓋骨には、ずれに対してもう数ミリの余裕があった。とはいえ、余裕はなくなりつつあった。* 脳がひとたび頭蓋骨の内側に押しつけられれば、深刻な、ともすると取り返しのつかない損傷が生じかねなかった。

私は車椅子の父をスキャン室から八階の神経外科に連れて上がり、前週の入院中に父を担当していた神経外科のジェイミー・ウルマン医師の診察を受けた。彼女によると、新たな歩行障害や父が前週に示した奇妙な振る舞い（シャワールームでの脱糞など）は、おそらく血腫が大きくなったせいだった。たまった血で前頭葉に圧がかかると、患者は抑制を失いかねない。それまで隠れていた欲求が表出するとともに、その振る舞いが不適切だという認識が薄まっていく。「場合によってはかなりストレスたまりますよ」と彼女はハーウィンダーに同情的な目を向けた。

ＣＴスキャンの確認後、彼女は私たちに選択肢を三つ示した。頭蓋骨に穴を開けて血腫を抜くこと、デカドロンなどのステロイドを使って組織の炎症を抑えること、そして自然治癒が始まるかどうかもう一週間様子を見ることだ。ただし、症状の悪化が速いことを理由に、彼女は「減圧開頭術」を勧めた。この手術では、頭蓋骨を差し渡し五センチほど切除し、血腫を除去するための「窓」を開ける。基本的に命を救う手術だが、血管の損傷、髄液の漏出、感染症、さらには脳卒中のリスクがある。また、ＩＣＵせん妄も含めた全身麻酔の合併症もありうる。「術後には拘束の必要が生じるかもしれません」とウルマンは言った。「これ自体にもリスクがあります」

私は彼女に、これが自分の父親の話だったらどうするかと聞いてみた。私は一医師としてこの問い

＊　頭蓋骨内部で脳が萎縮すると、それが保持されている余剰空間が吸引効果を生み、骨の下や、液体で満たされている脳室の内部が、血液や体液でいっぱいになる。認知症患者の脳特有のこの特徴について初めて触れたのは、スコットランドの著名な病理学者マシュー・ベイリーかもしれない。「このような状況下で、大きく膨らみ、水で満たされている脳室が見られることがある」と一七九三年の教科書『人体の最重要部の一部に関する病理解剖学（*The Morbid Anatomy of Some of the Most Important Parts of the Human Body*）』に彼は書いているが、この膨張が萎縮や認知症の兆候だとは認識していなかった。

をこれまで何度も投げかけてきた。私にはこの問いが、危機に際した患者やその家族が知りたいことすべてを抽出しそうに思えていたからだ。だが、自分で投げかけておきながら、この問いは、医療も状況次第であり、患者への愛情がもっと強い場合には何かしら違いが出てくるのでは、という不審感や疑念を相手に伝えているとも思えてならなかった。

ウルマンは自分なら手術を選ぶと言い切った。そこで、兄や妹と話し合ったうえで、私はその線で進めることに同意した。この手術のリスクは、父がほとんど歩けなくなったという事実と比べて小さく見えた。血腫が悪化すれば、父は間違いなく寝たきりになる。そんな形で生きていくのを父は望んでいないと私たちはわかっていた。大きな危険をはらんでいるとはいえ、私たちの取る道ははっきりしていた。

父を神経外科から入院受付に連れていくと、担当者が父の手首にバーコードを巻き付け、レジで食品をスキャンするかのようにレーザーで父を識別した。私は父の代理として大量の書類に署名した。ほとんどがプライバシーなどに関する規制に準拠するためのものだった。それが済むと、父は三階の中度治療室（ステップダウンユニット）に移され、翌朝に予定された手術まで観察された。

その晩、看護師たちが四床の病室を縫うように出入りするなか、私はベッド脇に座って、マッシュポテトと鶏肉の細切りを父になんとか食べさせようとした。これが手術前の最後の食事だったのだが、父は食べようとしなかった。オレンジを何切れか差し出すと、甘いもの欲しさにしばらく噛んでいたが吐き出した。チョコバーは興味なさそうにちびちびかじり、白いシーツのそこらじゅうにチョコレートのしみを付けた。父が最後にまともにものを食べてから二日経っていた。父からは食欲がほとんど失われていた。

私が夜中の一時に病室を出たとき、父は眠っていた。血色こそ悪かったが、父の顔にはほとんどしわがなかった。七九という年齢より今でも二〇は若く見えた。脳は別として、父の体に悪いところは本当に大してなかった。

手術は翌土曜日の朝七時半に始まった。予定どおり、兄の友人で神経外科の主任を務めるナラヤン医師が執刀に当たった。二時間かかった。彼はまず、父の頭蓋骨の後部を覆う頭皮と組織を剝がして、骨を露わにした。次に、ドリルとノコギリで付箋ほどの大きさの骨を切除し、固まった血液を除去して、父の圧迫された脳が再び膨らむことができるようにした。そして骨を元の位置に戻し、傷口に包帯をした。

父はしばらく術後回復室にいたあと、神経外科のＩＣＵにある小さめの病室に移った。その日の午前一一時頃に面会に行くと、父は不機嫌そうに横になっていた。頭皮には血混じりの液体を抜くための細いチューブがテープで留められており、それを父が引き抜かないよう看護助手が横で見張っていた。

その日の夜、父は寝て起きてを繰り返した。翌朝、父はベッド脇のポータブル便器に座るのに四苦八苦した。「ひどいもんだ」と父が声を上げた。

「何が？」と私は聞いてみた。

「この病院がだよ。なんにもうまく働かん！」

父は自分のことを言っているのかもしれなかった。術後の父の主な問題は、脳の出血でも手術の合併症でもなく、基本的な生体機能が働かないこと、たとえば膀胱を空にできないことだった。尿閉は、そもそもは麻酔に使われた薬のせいで起こったのだが、鎮痛剤、鎮静剤、体の不動といったさまざまな原因で続いていた。父の膀胱が危険な大きさにまで膨らむこともあった。それでも、父はカテーテルを挿入しようとする看護師をなんとかして追い払おうとした。「お願いです、それは勘弁してください」と最初のうちは丁寧だった。「お願いです……痛いんです！」

「膀胱を空にしなきゃダメですよ、先生」

た。父は看護師たちに向かって放せと叫んだ。

「やめろ！」

ウルマンの予想どおり、父はほどなく、ベッドのフレームに結び付けたポージーベストを着せられた。父は看護師たちに向かって放せと叫んだ。

この布製の医療用拘束具に父がムダに抵抗するたび、私は横に座って「それはできないよ」と説明を試みた。

「なんでだ?!」

「転んだから。父さんは脳外科手術を受けたんだよ」

そう聞くと父は当惑しつつもあきらめ、一時的に落ち着くのだが、それも父の脳内でテープの巻き戻しが終わるまでのことだった。

ともあれ、術後の入院が一週間ほどになった頃の頭部ＣＴではいくらか改善が見られ、頭蓋骨の正中線に対する脳のずれが一二ミリから六ミリに減っていた。父の脳はようやくより標準的な形に戻りつつあった。

退院の前日、その日のほとんどの時間を父に付き添ってくれていたハーウィンダーが、私をＩＣＵの廊下に連れ出した。

「あなたたち兄弟はもっと頻繁に来なきゃ。私は付き添いますけど」――彼女は父が回復するまで週七日の二四時間態勢で父に付き添うことに同意していた――「息子というのは特別なんです。感じたいんですよ、うちの息子たちは時間を取って自分に会いに来てくれるって」

「そのとおりだ」と言って私は恥じ入った。「僕らは努力不足だ。一〇〇点満点なら二五点くらいか。親を自分の家に住まわせてる息子もいるし」

「その意味では零点ですね」と彼女は冷たく言い放った。

この一撃を受け止めるのに少々時間がかかった。

「とにかくもっと頻繁に来なさいな」。先ほどの発言を後悔したのか、彼女は気づかうように続けた。「二、三日来ないと、『うちの息子たちはどうだ。会いに来やしない。人間、年を取ると誰からもかまわれなくなる』って言うんですから。彼はあなたを育てた、あなたを医者にした。あなたが自分の義務を果たさないでいると、それを私たちみんなが感じるんですからね」

翌日、父は自分の家に帰った。病院の担当チームからはリハビリテーション施設への転院を進められたが、父が別の施設でうまくやっていけないのは明らかだったので、この話は辞退した。

その晩、私たちは父の家に集まって夕食を食べた。父は母が使っていたリビングのリクライニングチェアに座り、黙ってテレビを観ている。私たちきょうだいは、ミネアポリスから飛んできた妹を含めて、ダイニングテーブルについている。夕食の途中、父がようやく口を開いて、「母さんはどこにいる？」と聞いてくる。父が母のことを口にしたのは数カ月ぶりだ。

兄がすぐに立ち上がる。「母さんはここにはいないよ」

「じゃあどこだ？」と父が問いただす。

私は食器を置いて父のそばへ行き、「父さん」と小声で言いながらかたわらにひざをつく。「母さんは三年前に死んだ」

父が〝お前狂ったか〟と言わんばかりに私を見る。「母さんはひと月前ここへ来るのにオレと一緒に飛んだんだぞ。航空会社に電話しろ。聞け。『搭乗してたんです。どうなりましたか？』って」

私が言い始めた返事を兄が遮る。「航空会社には明日電話する。その機体は今飛んでる最中だ」

私は兄を睨んだが、父はこの案で満足のようだ。「よし、忘れるなよ」と父がラジーヴに言う。

食後、と言っても父はほとんど残したが、ハーウィンダーと私で父を二階に連れていく。まず洗面所に寄り、父がざっと歯を磨く。それが済むと、父をベッドに寝かせる。「そのまま動き続けて」と私が言うのを聞きながら、父がマットレスのほうへよろよろあとずさりする。「もう少し、もう少し、

OK、座って。いいね。じゃあ、向きを変えて仰向けに寝て」

私は父に掛け布団をかけ、父の入院中に取り付けておいたスチール製のサイドレールを引き上げる。頭の下に枕をもう一つ入れてもっとテレビを見やすくしようと、父に頭を上げさせようとするが、父が嫌がる。顎をぐっと引き、困難を耐える。父がその生涯を通してやり続けてきたことだ。

私はテレビをつけ、眠りを妨げないよう音量を下げる。父は天井を見つめ、素早くまばたきする。頭蓋骨の傷口周囲のステープルが、ときどき月明かりで光る。「サンディープ」と父がためらうように私に声をかける。「オレがうちに帰ったら……母さんの番号を教えてくれるか？」

「その話はまたにしよう、父さん。今はとにかく休まなきゃ」

「なあ、母さんの番号を教えてくれよ」

「これ、前にも言ってました」とハーウィンダーがひそひそ声で言う。

「で、何て答えた？」

「私に何が言えると？」と言って彼女はお手上げの仕草をする。「本当のことを言いました」

「頼むよ、サンディープ、話がしたいだけだ」と父は言いながら私の腕に触れる。

私はびくっとしつつも、「父さん、あの番号はもう使えない」と答える。「さっきも言ったけど、母さんは三年前に死んだ。僕たちが何をしようと、何を言おうと、母さんは戻ってこない」

「なんでそうとわかる？」

「僕たち、母さんの葬儀に出た」

「お前、母さんの葬儀に出ただと?!」と言って父は体を起こそうとするが、頭を枕から上げるのがせいぜいだ。

「父さんも出たよ」

「オレは出てない」と父が怒鳴る。「なんてやつだ！　ここに座っていながら母さんがどこにいるかも知らないときた」

一階へ下りると、ラジーヴとスニータがリビングに場所を移し、父の介護計画について話し合っている。「ほかに何を話すことがある？」と言うラジーヴの声を聞きながら、私はキッチンへ行ってコップに水を入れてくる。「これからはハーウィンダーが日曜も働くじゃないか」

「彼女にはきちんと伝える必要があるわ、お父さんと充実した時間を過ごしてくれって。今は大事な時期。お父さんには自分の頭を使ってもらわないと。でなきゃ悪化する」

「それは無理な期待だ」とラジーヴが否定する。「今さら何をしても父さんは良くならない」

妹が兄をにらむ。「お父さんの脳に働きかけなかったら、もっと悪くなる」。無理して冷静さを装っている。いつもの嵐の前の静けさだ。

「言っちゃなんだが、お前はわかってない」とラジーヴが返す。「父さんの症状は変わった。これから父さんにどんな介護が要るのか、おれには想像もつかないが、ハーウィンダー一人じゃ足りないことは保証する。だから彼女を批判したりせず、今の状態をできるだけ長く続けよう」

「彼女を批判？」とスニータが声を荒らげる。「わたしよ、彼女に頼み込んで居てもらってるのは。それがダメなら介護施設に入れなきゃダメになるから。言っときますけどね、彼女がいてくれてるのはわたしがいるからで、兄さんたちは関係ない！　それどころか彼女は兄さんたち二人ともとんでもないクソったれだって思ってるんだから！　兄さんたちみたいな息子は見たことないし、うちのみたいな義理の姉たちも見たことないって。考えてから物を言ってよね」

「とにかく父さんは介護施設には入れない」と私は言って座る。「金は在宅介護に使う」

「わたしが在宅介護のことを持ち出してるのは、彼女が今日わたしにここにはあと数カ月しかいないつもりだって言ったから。彼女が辞めるときが来たら介護施設について絶対考えなきゃダメになるでしょ。お父さんは電話も使えないし。家中でもらしてるし。自分の――」

「介護者は彼女だけじゃないさ」と私が話を遮る。「認知症専門の仲介業者を探すっていう手もある。金はかかるだろうけど、介護施設にもかかる」

妹がいら立ちを隠さず首を横に振る。目には涙があふれている。「信じらんない、こんなふうになるなんて。遠くに住んでて、私にはなんにもできない」

「なんにもできなかったから、おれは母さんが死んだあとぜんぜん泣かなかった」とラジーヴが言う。

「どういうことよ?!」と妹が食ってかかる。その目は怒りに燃えている。

「ある意味ほっとしたんだよ」とラジーヴは静かに返す。「おれには災いの兆しが見えてた。おれだってお前たちと同じくらい母さんを愛してたけど、母さんは苦しんでて、おれは母さんが腰骨を折って痛みを抱えてしまうのがいちばんこわかった」

「だからって、お母さんが死んだときに泣かない必要ないじゃない!」妹の怒りは収まらない。

「自慢してるんじゃない。本心を言ってるだけだ」。兄が片手で抱くようにして妹の体に腕をまわし、いっそう穏やかに声をかける。「お前が求めてるのはどんなことだ？　なんにしても現実的じゃなきゃな。平穏とか、痛みがないとか、尊厳とか」

「わかってる」。妹がすすり泣く。

また二階に上がってみると、ハーウィンダーがまだ座って父と一緒にいる。父は目を閉じ、頭を後ろに傾け、軽くいびきをかくたび鼻孔を膨らませている。頭の両側には、傷口が刺激されないようにハーウィンダーが置いた枕がある。その片方がずれて父の口をいくらか覆っている。私はそこに手を添え、ここにもう数キロほど圧をかければこの一大サーガは終わる、などと考える。

私が手をどかす。父が目を開く。「おお、来たか」と父が言う。

「うん、来たよ、父さん。何かすることある？」

父が首を振る。「ピーアを連れてきたか？」

私の頬が思わず緩む。「うん、下にいる」

父が大きくひと息吸い、頭を枕に沈める。私とハーウィンダーは黙って座っている。父はすっかり目を開けている。薄明かりの中、父の唇が動いている。そこから聞こえてくる音はかすかで、ほとんど聞き取れない。

「なんて言ってるの、父さん？」

父は首を振る。そしてつぶやき続ける。

「ときどき歌うんですよ、この歌」とハーウィンダーが言う。曲名を聞いたが、彼女は知らないと言う。

「何歌ってるの、父さん？」

父は答えないが、その唇はゆっくりと震えるように動き続ける。「チャン……キッタン……グザーリ……」ハーウィンダーがとうとう理解する。「月に向かって歌ってる」

私はその晩のうちにグーグルで歌詞を検索してみた。あれはパンジャブ地方の古い恋の歌だった。歌詞は訳すとこんな内容だった。

愛しいあなた、あの晩はどこで過ごしていたの？
わたしは一睡もしなかった、あなたの思い出とともに
夜空の星とともに
あなたは約束を忘れた
すぐに戻ってくるという約束を
あなたはそう言って去ったのに
月よ、あなたは今どこにいるの？

月よ、あの晩はどこで過ごしていたの？

12 あなたが計算が苦手だったとしてもこっちの知ったことじゃない

退院から数日後の夜、父は一睡もせずに大声で私を、母を、妹を（ミネアポリスへ帰ったあとだったのだが）、ハーウィンダーを呼んだ。ハーウィンダーは真夜中に数時間ほどゲストルームに隠れ、怒って家の中を歩きまわる父を避けた。ビデオを見てみると、父が夜中の三時にハーウィンダーを起こし、「おい、行かないと！　列車に乗り遅れる！」と騒ぎながら、ベッドの上にものを放り投げ始めている。「オレに仕えてるあの女性。彼女はどこだ？」「私がその女性ですけど」とハーウィンダーが答えるのだが、父は信じない。父が母はどこだと聞き、ハーウィンダーが母は何年も前に亡くなったと答える。すると父がハーウィンダーに出ていけと言う。だが、彼女はいつものようにゲストルームに数時間ほど隠れ、父が二階の廊下を往復するのに疲れてついには眠りこけるのを待つのだった。

明けて土曜日のどんよりした朝、父の状態はマシになっていた。父の在宅介護ニーズを評価しに訪問看護師が来ることになっていたので、私は父の家に九時少し前に来た。

父がまだベッドにいたので、私が父をバスルームに連れていく。父が足を引きずりながらトイレに入り、便座に小便をひっかける。そのあとシンクで顔を洗う。そして窓からお隣の庭をじっと見つめながら「世の中には運河を持ってる人もいる」と言う。

「あれはプールだよ、父さん」と私はどうしても指摘してしまう。

「ああ、だがあそこは運河も持ってる」と父がぼんやりと言う。私は間違いを正したくなるのを今度はこらえる。

父をバスタブの縁に座らせ、二人で悪戦苦闘して父のパンツを脱がす。蛇口をひねって温水を確かめる。少し苦労して、シャワーに用意した椅子に父を座らせる。父の頭皮を透明なビニール袋で覆い、ステープルでとまっている傷口から水分が染み込まないようにする。肌をひととおり濡らし、裸の体に泡を塗る。その泡を洗い流すのに、プラスチックのカップから温水を背中に注ぎ、「大丈夫？」と聞く。ＹＭＣＡで、泳いだあとに父が私の体を洗ってくれたときのように。

「温かくて気持ちいい」と父がうれしそうに答える。

入浴が済み、父を洗面台の前に連れていってひげを剃らせる。カミソリが切れないと父が文句を言っていたのだが、その理由が判明する。プラスチックの保護キャップがはまったままだ。キャップを外し、試しに少し剃ってもらうと、剃られたひげの混ざった白いクリームがシンクに落ちていく。上っ面をこするだけだったのが滑らかに剃れるようになり、父は「剃れてるみたいだぞ！」と興奮気味だ。

バスルームを出る前に、今朝の分の錠剤を飲ませる。そのあとピルケースを見せながら、「明日始まるのは何曜日？」と聞く。

「サンディープ、頼むからオレを監督するのはやめてくれ」。父はうんざりしている。

「父さん、今日は何曜日？」

「何曜か？　知らん」。父が壁にかかっているカレンダーに目をやる。「今日は何曜だ？」

「聞いてるのはこっち」

「金曜か？」

私は首を振る。「月曜？」と父が言う。

「いや、今日は土曜日。僕が仕事しなくていい日だから。じゃあ明日飲む錠剤はどれ？」

父が左端のふたを指さす。

「それは月曜日の。明日の朝の話だよ」

「わからん」と言って父はあきらめる。

「土曜日の次は？」

「日曜」

「じゃあ、飲むのはどの薬？」

「こいつだ」と父はようやく正しいふたを指さす。

私は自分に〝がまん、がまん〟と言い聞かせる。実はややこしいのだから。一週間の曜日は循環するが、ピルケースは一列だ。こうした異質な概念どうしの関係を脳が理解できることを私たちは当たり前に思っているが、それは脳があっさりやってのけているからこそである。自分の脳がまだまともに働いていることに感謝しなければ、と私は自分に念を押す。

私たちは寝室に戻る。体を洗い、ひげを剃った父は、いつにも増してリラックスして見える。

「で、今日のお前の予定は？」と父がほがらかに聞いてくる。

「なんにもないよ、父さん。ここに二、三時間いる」

「ここでオレと一緒にいるのか？」父がしめしめとばかりニヤリとする。「こりゃツイてる」

私は笑ってしまう。「機嫌いいね」

「オレはお前に会うと機嫌良くなる」

「じゃあ、僕はもっと頻繁に来なきゃいけないな」

「そうだよ、お前」と父が陽気にまくしたてる。

父が腰にタオルを巻いたまま立ち上がり、パンツをはき始める。

「ダメ、座って。パンツは座ってから……ストップ！」

「何だ？」と父が驚いて聞く。

「両脚を同じ穴に入れようとしてる」

「同じとこに入れようとしてる？」

「そう、それじゃダメだ」。私は父をベッドに座らせ、手伝ってもらおうとハーウィンダーを呼ぶ。そして現れた彼女に「どいてください、私がはかせます。もう一年以上やってるんですから」と言われる。

着替えが済むと、父が階段を下りるのを手助けする。父の背後に立ち、手を差し出して身構える私の前で、父が前かがみになって手すりを両手で摑みながら、段をゆっくりと下りていく。

「階段は問題視されるな」とリビングにいたラジーヴが言う。「前からここは脳に病を抱える親が住みやすい家じゃなかった」

ほどなく呼び鈴が鳴り、ラジーヴが玄関のドアを開ける。父の退院時に在宅介護のアセスメント担当に指名されていた訪問看護師のバーバラだ。革のかばんを携えた彼女が玄関ホールに入る。リビングを見回し、すぐさま家を評価しにかかる。兄が彼女にダイニングテーブルの椅子を勧める。

私たちは三〇分ほど話をした。父はそのあいだおとなしく座って聞いていた。彼女によると、父が対象となること間違いなしの理学療法も含めて、在宅介護についてはメディケアで賄えるのだが、体力が回復するまでの短期に限られるので、長期保障を望むならメディケイドの申請が必要になる。その財務適格性要件を満たすためには、父の資産を合法的に保護するための信託を設定しなければならない。さらに、そこまでしても待機期間があるし、それが終わるとハーウィンダーを主介護者として、少なくともフルタイムで雇い続けられるとは限らなくなるそうだ。私たちきょうだいは、ハーウィンダーが父とのあいだに育んできた関係を損なうようなことはしないと決めていたので、メディケイドは選択肢に入らないとバーバラに伝えた。

　彼女から今回転ぶ前の父の状態について聞かれたので、父はひと月前まで近所を一人で散歩していたことや、ハーウィンダーを乗せて車でトレーダー・ジョーズへ行きさえしていたことを私が話した。彼女は信じられないという目でこちらを見ると、父に聞こえないような小声で「申し上げるまでもありませんが、キーは今すぐ取り上げたほうがいいでしょう」と言った。

　車のキーについては、あの転倒前にそうしていた。キーを取り上げることには、きょうだいのなかで私が最後まで抵抗していた。父の自由を維持したかったからだ。それでも、私たちは父が運転していい範囲を徐々に狭めてはいた。そして、あの転倒のひと月ほど前に我慢の限界が来た。交通量の多い道路を車で走っている最中の父が、運転を習ったことすらないハーウィンダーに向かって、どっちのペダルがアクセルでどっちがブレーキかと聞いたのだ。その二週間後、父は車寄せからバックで車を出そうとして、お隣の車にぶつけた（父は否定した）。これでとうとう、ラジーヴが父の古いアウディを売りに出したのだった。

　私がバーバラを二階へ案内し、父の寝室を見てもらった。彼女は父が足を滑らせかねないバスルームの敷物などを指摘し、つまずきや転倒を予防するためのチェックリストをよこした。彼女が言うには、私たちはシャワーに手すりを取り付けるとともに、シャワーを浴びる父を監視する必要がある。少なくとも父が体力とバランスを取り戻すまでは父を決してシャワーで一人にしてはいけないのだ。父もハーウィンダーもこの指示は嫌がるだろうと私は言ったが、可能であれば男性のシャワー介助者を申請しておくが待機リストは長い、と言われた。これは在宅介護ニーズのなかでも応えるのが最も難しい一つだった。「シャワーはどれくらいの頻度で浴びていますか？」

「一回だけです」

「週に？」と彼女が一抹の期待を寄せた。

「一日にです」と私はきっぱり言った。

彼女は帰りがけに、理学療法や作業療法を含めて、利用可能な在宅サービスはできるだけ多く申請しておくが、予算が厳しいので約束はできないと言っていた。いずれにしても、月曜日に誰かから連絡があるとのことだった（父はその後、女性のシャワー介助者を一週間ほどで、訪問の理学療法士を二週間ほどでクビにした）。

バーバラと兄が帰ったあと、やはり帰る時間になった私が「これから毎日散歩する？」と玄関先で父に聞く。

「いや」

「じゃあ、一日おきは？」

「よし」

「それなら、一日おきに来るから一緒に散歩しよう」。そして、今は大事なときだから、と私は父に念を押す。良くなりたければ、誰あろう本人が体のリハビリをしっかりこなさなければならないのだ。

「何と言っても人生は闘いだからね」と私が言い、二人して声を上げて笑う。私たちどちらにも――私にだけかもしれないが――父の言い種に聞こえたからである。


それから数カ月で父の体力は回復した。ほどなく一人でトイレにいけるようになり、そのうち近所を少しばかり散歩できるまでになった。父は転んだときの詳細を――ともすると転んだことすら――覚えていなかったが、数週間は外出を怖がっていたので、具体的にこれと言えなくとも何かを覚えていたに違いなかった。

体力面では進歩があったが、精神面の衰えは続いた。その年の夏にはひどい幻覚を見るようになり、それは死ぬまでさまざまな形で続いた。

「ヒックスヴィルにプサ・インスティテュートってとこある？」ある日曜日の午後、スニータからラジーヴと私にメッセージが来た。「お父さんが言ってるのは図書館じゃないかしら。ジュルサレム・ロード沿いに一つあるのよ。家から一・七マイル〔二・七キロ〕くらい。兄さんたちどっちか連れてけない？」

「プサ・インスティテュートがあるのはニューデリーだ。父さんの前の職場」とラジーヴが返した。

それは新たな日課となり、父は昼寝から目を覚ますたび、マトゥラー・ロードのプサ・インスティテュートへ行かなければと言い張った。また、夜中に起き出して、歯を磨いてシャワーを浴びると言うようになった。インドから来たインド人が近くの移住先に落ち着いたので訪ねたいからだった。そしてほぼ毎晩、父は家に帰りたいと言った。

「父さん、どういう意味？　うちに帰りたいって？　だってここが――」

「サンディープ！　オレがうちに帰りたいって言ったら、お前はそれがどれのことかわかってるはずだ」

「でも父さんはここに住んでる」

「住んでない！」

「じゃあどこに？　写真はどれも母さんのじゃないか！　このパソコンは父さんのだし」

硬膜下血腫が大きくなっていたのかどうか、私たちは知らなかったが、あらためてCTスキャンで調べたいとは思わなかった（大きくなっていたところで、どうするというのだ？）。頭のけがのせいでアルツハイマー病の進行が速まったのかもしれなかったし（そういうことがありうるとは何かで読んだ)、認知症が着々と進行しているだけかもしれなかった。理由はともあれ、父の精神病は今後の気がめいるような経過の前触れだった。どの文献の研究結果を読んでも、認知症の患者に幻覚や妄想が見られる場合は障害、施設への収容、死亡のリスクが大きい。

その夏の父にはもう一つ、思わぬ奇妙な症状が現れだした。寒暖の感覚がおかしくなったのだ。病気が進んで、体温調節中枢のある視床下部に悪影響が及んだのかもしれなかった。父は気温が三八℃近くあってもセーターやジャケットを着ようとした。ハーウィンダーが冬物を地下室に隠して、父が熱中症にならないようにした。

ほかにも同じくらい奇妙な振る舞いがあった。父はハーウィンダーのいとこに自分を車で銀行に連れていかせては、自分の口座の残高や取引を調べた。するとほとんどの取引に身覚えがなく、どれも何のためなのかわからなかった。父が銀行に何時間も居座り、窓口の担当者を怒鳴りつけて説明を求めることもあった。そのあいだ、ハーウィンダーといとこは外で待ったり、近くで買い物をしたりした。「今は最悪の時期だ」とラジーヴは言っていた。「父さんは自分には理解力があると思っているが、実際にはないんだから」

私たちは精神科医のグプタ医師から、彼が尊敬している老年精神科医アンジェラ・シキュテラのセカンドオピニオンを受けることを勧められた。そこで、二〇一九年七月下旬のある灼熱の日の午後、ハーウィンダーと私で父を連れて彼女に診てもらいに行った。行き先はクイーンズでも寂れた地区で、金網塀で囲まれた敷地に錆びついたピックアップトラックをとめている家が立ち並ぶ辺りに近い。崩れかかったような建物に足を踏み入れ、エレベーターで彼女のオフィスの階へ上がる。待合に入ると、シキュテラみずからが私たちを出迎えて奥へ通す。彼女はひき締まった体つきの中年女性で、髪は茶色で短め。少なくともグプタに比べると物言いが気持ちいいほど率直だ。机の上で人間の脳のプラスチック模型が存在感を示している。机に向かって置かれた小振りのソファに、父がハーウィンダーと私にはさまれて座る。互いの自己紹介のあいだ、父は礼儀正しくしているが、実はとにかく家に帰りたがっているのがわかる。

診察ではまず最近の経過を聞かれたので、私が三カ月前の転倒とそれに伴う手術のことや、最近の偏執症や妄想、たとえば三年以上前に亡くなった母がまだ生きていると思っていることを話す。「まあ」とシキュテラが同情するようにつぶやく。おとなしくしていた父が一度だけ、誰の話をしているのかと聞く。

「父さんの話だよ」

「息子さんが『父さんの話だよ』と言いましたが、このことは大丈夫ですか?」とシキュテラが聞く。

「そう言われてどんな気分ですか?」

「わかりません」と父が言う。

彼女がいくつか個人的な質問をするが、父の答えはでたらめだ。アメリカに来たのは一九四七年の分離独立中で、娘が一人ではなく二人おり、うち一人がスニータで、歳は一四か一五だという。

「先生は今おいくつですか?」

「三二です」

「お仕事は?」

「忘れました」と父が即答する。

「細胞遺伝学をやってたじゃないか。本も書いたし」

父が笑いだす。「こいつ、私を持ち上げようとしてます」

父が話す様子を見ているうち、父が顎で同じ動きを繰り返していることに気づく。それまでは、服用していた精神安定剤のどれかの副作用だと思っていたのだが、シキュテラによると、認知症を抱えて暮らしている人が、肌をこする、歯を食いしばる、といった振る舞いを延々と続けるようになることはよくあり、それは往々にして前頭葉の機能不全の兆しだ。この振る舞いは止めるのが難しい。理由の一つは、概して患者がそれに気づいておらず、その悪影響をほとんど認識していないからだ。たとえば手にクリームを塗ったり手袋をさせたりはできるが、それでも傷口がぼろぼろになって、感染症対策として抗生剤が必要になることもある。

　認知機能の検査では、父は今は一九三九年で、季節は九月だと答えた。バナナ（banana）、トラ（tiger）、正直（honesty）という単語は言われてすぐに繰り返せたが、三分後にはどれ一つ思い出せなかった（ただし、ヒントを聞いてbananaは思い出せた）。父はabove, beyond, and below（「あらゆる面／レベルで」のような意味のフレーズ）というフレーズを正しく繰り返せた。写真を見せられたとき、鉛筆、腕時計、王冠は正しく言えたが、それ以外については家具、動物、鳥といったおおざっぱな答えしか言えなかった。父の意味的知識は損なわれていた。父はニッケル《五セント》硬貨の価値は一〇セントだと答えた。

　ゴードン医師が四年以上前に頼んだように、シキュテラが父に何か文を書いてくれと頼んだが、今回は違う結果となった。

「何の文ですか？」父はいらついている。ここへ来てもう一時間ほど経っており、我慢の限界が近づいている。

「ご自身で決めてください」とシキュテラが応じる。

「そう言われても困ります、先生。何についての文を書くんですか？」

「ご自身で決めてほしいんです。思いついたことは何でもかまいません」

　父がまっさらな紙を一分近く見つめる。そして「先生が私に何を書いてほしいのかわかりません」と言う。

「何でもいいんだよ、父さん。思いついたことを何でも――」

「もういい、ほっとけ」と父が遮り、紙を脇へよけたので、彼女は検査を先に進めた。

去年の冬にゴードン医師に診てもらったあと、父の病気が急速に進んでいることは明らかだった。何かで読んだのだが、脳が深刻なダメージを受ける前の初期段階でアルツハイマー病を検出するための血液検査が開発中だ。血清中のβアミロイドやタウタンパク質の兆しを症状が出る前に検出できるようになるそうだ。専門家によると、こうした検査はいずれ家庭でできるようになる。これに関連しては当然ながら、雇用者や保険会社による差別、家族や友人によるスティグマ《汚名》化、再検査での確認にかかる費用や負担などのリスクがあるのだが、あの七月の午後の私にとって、認知症を初期段階で検出できることのメリットは明らかだった。父の症状がもっと前にわかっていれば、父はもっと早く退職し、母ともっと長い時間を過ごせていたかもしれないし、まだできるうちに私たちと終活について話し合えていたかもしれない。だが、そうした話し合いで父が自分の意見を言える可能性はとうに失われている。

堅苦しい検査が済むと、シキュテラがスポンジのボールを手に取り、父に向かって軽く放り投げる。父は反応しない。床に落ちたボールをどうすればいいかわからないからだ。だが、彼女がこちらへ投げ返してくれと言うと、父がそのとおりにする。彼女がキャッチし、投げ返す。すると父もキャッチする。机をはさんでボールが行き来する。ほどなく、父の顔に笑みが浮かぶ。

「私たちは知的な刺激や社会的な刺激の効能を信じています、この病気のどの段階においても」とシキュテラは言いながらキャッチボールを続ける――父は物事はいろいろ忘れているのに、キャッチボールのやり方はまったく忘れていない。「どの患者さんともやるようにしています。視覚と手の協調にいいですし、活動になります」

暮らしのなかでの活動を増やすため、デイプログラムに参加してみるといいかもしれない、と彼女が言う。この辺りではいいプログラムが二つ、グリーンヴェイルのジューイッシュ・コミュニティーセンターと、父の家から近いウエストベリーのロングアイランド・アルツハイマー病財団（現ロングアイランド・アルツハイマー病・認知症センター）で行なわれているそうだ。プログラムに参加すると、ゲームをしたり、音楽を聴いたり、ほかの患者と会って交流したりする機会が得られる。父がこの案に乗るかどうか疑問だと言う私に、シキュテラがこう返す。「大勢が同じようにおっしゃいます。『母はそういうのに参加するのが好きじゃないんです』とか、『父は社交的じゃありません』とか。今、お父様は私に協力的ですよね。白衣のおかげかもしれませんが。ボールを払う患者さんもいるところを、お父様は少なくともやろうとなさっています」。一日の活動がもう少し増えると錯乱の発作を防げるかもしれない、と彼女は期待している。そして、それまでのつなぎに抗精神病薬のセロクエルを朝昼晩で処方するという。

「いろいろ話していますが、大丈夫ですか？」と彼女が父のほうを向いて聞く。

父はしばらく考えてから、「先生は質問や回答をたくさんなさってます」と言ってその日の午後の体験を総括する。「私からの質問は一つだけ、それが何かの役に立つのかです」。物事の本質に切り込もうとする老科学者の一面がまだ残っている。

「私は先生の日々の暮らしが少しでも安らかになればと考えています」とシキュテラが応じる。「家から出て、プログラムで何かしてみることをお勧めします」

「何日も行くんですか？」

「いえ、週に一、二回程度です」

父が肩をすくめる。「私にはお笑い草に思えますが、先生のお考えは違うんでしょう。私からの質問は一つだけ、それが役に立つのかです」

数週間後、どしゃ降り明けのある晴れた日、私は車で父を家まで迎えに行った。ウエストベリーのロングアイランド・アルツハイマー病財団でのセッション初日に父を連れていくためだ。その朝の父はハーウィンダーに身なりを小綺麗に整えてもらっており、グレーのピンストライプのスーツにペイズリー柄のネクタイを締めている。いい話をさんざん吹き込まれたからか、父は行くのを楽しみにしているようだ。ハーウィンダーも大きな期待を寄せている。なにしろ、うまくいけば週に三回、プログラムの最中の三時間は休憩できるようになる。

財団の建物はイタリア料理チェーンのオリーブガーデンや安モーテルがある辺りの、交通量の多い大通りに面していた。ロビーに入り、中を案内してくれる担当者を待ちながら、支援グループや介助サービスのパンフレットに目を通す。ほどなく、眼鏡をかけたソーシャルワーカーのメリッサが出てきて私たちを会議室に通すと、コーヒーを出し、プラスチックのマドラーですくって飲もうとする父を見て微笑みながら、施設を簡単に紹介する。それが済むと、父、私、ハーウィンダーそれぞれにパンフレットを渡す。父が「ロングアイランド・アルツハイマー病財団」と読み上げる。そして持ってきた書類の束にパンフレットを突っ込む。

メリッサには父の現状をあらかじめ電話で伝えてあったので、彼女は私たちを廊下へ連れ出し、プログラムの会場へ案内する。今は三部屋が使用中だ。最初の部屋では、軽度の認知症の参加者が大きなテーブルについてクロスワードパズルに取り組んでいる。助手が回って進み具合を確かめては、“Clean as a--”〔答えはwhistle。全体で「汚れ一つなくきれいに」や「やすやすと」などの意〕とか“Still waters run--”〔答えはdeep。全体で「黙っている人は考えが深い／油断ならない」の意〕などとヒントを出している。入り口近くのテーブルには、本やほかの言葉遊びが積み重ねられている。どこの介護施設にもあるビンゴ部屋のように見える。「私たちはここが最適だとは考えていません」とメリッサが言う。

隣の部屋では、高齢の参加者が背中を丸めて車椅子に座っている。この部屋には物音も動きもない。静かに座っている助手だけは例外で、こちらに向かって手を振ってあいさつしている。マータジーが最後の二年を過ごした記憶障害病棟が思い出される。父が割り振られたのは三番目の部屋だとメリッサが言うのを聞いてほっとする。

部屋に入ると、ジュリエットという若い指導員が私たちを出迎える。服装はカジュアルで、赤のスウェットスーツにスニーカーを履き、頭に赤いバンダナを巻いている。自己紹介によると、この施設で働いて一年になり、その前は在宅のヘルスケアや認知症患者支援を六年近くやっていた。「ここではいろいろなことをしています」と彼女は明るく言いながら、父に長テーブルの椅子を勧める。「話をしたり、音楽をかけたり、ビデオを見たり。ショー・アンド・テルもできますよ」〔「ショー・アンド・テル」は、好きな物や出来事などを紹介し、質問に答えるセッション〕

その日の午前は「芸術療法」の時間で、動物の絵にクレヨンで色を塗っている。父は七面鳥の絵と茶色のクレヨンを渡され、枠からはみ出ないよう注意して色を塗るよう言われる。父はクレヨンを手にするが、どうしていいかわからないらしい。手にしたクレヨンで線を一本引いて、クレヨンを置く。

「ためになるんだから、父さん」と私は父をたきつけてみる。

「さあ、先生」とジュリエットがかん高い声で促す。「お孫さんにあげられますよ」

父がどうしてもと言うので、ハーウィンダーが隣に座ると、父が取り組み始める。私と廊下に出たジュリエットが「ここでは助手にあまり介入しないよう指示しています」と小声で言う。「人に頼らないようにするのに」

「父はこのアクティビティにあまり関心なさそうです」と私が詫びるように言う。

「ご自身を守ろうとしているのかもしれませんね、やり方がわからないから。スポーツはお好きですか？　ヤンキースのロゴもありますけど」

「父は科学者でした。あれを見せられてもその意図がわかるかどうか」

私たちが中へ戻ると、父はもうクレヨンを手にしていない。父の前にはテディベアが置かれており、助手の一人が抱いてみないかと促している。「サンディープ、オレたち帰ったほうがいいぞ」

「やってみようよ、父さん。いろんなアクティビティがあるんだから」

ほかに何か好きそうなことはないかとジュリエットが聞く。

「父は計算が得意です」と私が案を出す。「父さん、27足す18は？」

「何だ？　45」と父が即答する。

「じゃあ、別のことをやってみましょう」とジュリエットが笑顔で言いながら椅子に座る。そしてiPadを取りだして計算アプリを起動する。「ちょっとした計算を教えてもらえますか？」

「何を？」と父が言う。

「わたし、計算があまり得意じゃないもんで。教えてもらえます？」

「あなたが計算が苦手だったとしてもこっちの知ったことじゃない。教えられる人はいくらでもいるし」

「でもあなたに教えてもらいたいんです。息子さんから頭がいいって聞きましたから。これを教えてもらえますか？　-4かける-3は？」

「12」

アプリのベルが鳴る。正解だ。「やった！　じゃあ81割る9は？」

父はもう何問かやり、ほとんど正解したが、いらついてくる。「なんでこんなこと聞く？」

「わたしに計算を教えてくれることになってるからですよ」とジュリエットが答える。

「タダでか?!」と父が声を上げる。

彼女がスマホでR&Bを聴いていることに気づいた私が、父はマーヴィン・ゲイが好きだと伝える。

私のリクエストで彼女が「セクシャル・ヒーリング」をかける。

　すると父の様子がみるみる変わる。ずっと両腕や両脚を組んでいら立ちを示していた父が、ほどなく音楽に合わせてうなずき始める。ジュリエットが父に踊ってとせがむ。最初は断っていたが、何度か促されて立ち上がる。そしてぎこちなく差し出した両手を彼女が取って、父を左右に揺らす。「ベーーイビィ……もう我慢できなくなってきた……どんどん強くなってくる……」とマーヴィン・ゲイが歌う。「ほら、ダンスの動きっぽくなってきましたよ」と彼女が言う。彼女が両腕を上げ、父の体に触れるか触れないかのあたりでくるりと回る。「うまいね、お嬢さん」と父がつぶやく。「本当にうまい」

　曲が終わったあと、彼女が父にまた美術工芸を試そうとしたが、父は疲れたと言った。私はセッションは調子のいいうちに終わらせるのがいちばんだと思ったので、彼女が父のために蝶の絵を描き終えたところでおいとますることにする。

　車に乗り込んだ父は黙っている。「ここはあまり気に入らなかったんだ」と父に確かめてみる。

「ああ」

　私はエンジンをかけ、バックして駐車枠を出る。

「ここは何てとこだったかな？」と父が聞く。

　私は父が書類の束に突っ込んだパンフレットを渡して、「何て書いてある？」と聞く。

「ロングアイランド……財団」と父が「アルツハイマー病」を飛ばして読む。

「え？　何？」

　父は首を横に振りながらパンフレットを私の膝の上に置くと、「ロングアイランド財団」と繰り返す。

　私は大通りに出て父の家に向かう。「で、来週もう一回やってみたい？」

口を閉じろと言いたげに父が片手を上げる。

「そんなすぐあきらめちゃダメだよ。気持ちのいいお嬢さんだったじゃないか。父さん、一緒に踊ったし」

「彼女はぜんぜんダメだった」という父の口調がとげとげしい。「簡単な計算もできなかっただろ」

13　お前はオレの家族だ

アルツハイマー病はよく七段階に分類されている。二〇一四年の夏にロングアイランドに越してきた頃の父は段階三（軽度の認知機能低下）だった。この段階の患者は認知機能上の障害をすでに抱えている。仕事を以前のようにはこなせなかったり、新たに知り合った人の名前や私物の置き場所を忘れたりすることがある。こうした障害は所定の検査で明らかにできるが、様子を毎日見ている家族には加齢に伴いよく見られる認知機能の変化と区別できないことが多い。

父の病状はこの段階から着実に進んだ。二〇一五年から二〇一六年にかけての冬、母が亡くなる直前だが、父は段階四（中等度の認知機能低下）だった。この頃の父は、アルツハイマー型（ないしおそらくは混合型）の認知症の症状をはっきり示していた。短期記憶の喪失のせいで不自由したり、お金の管理や請求書の支払いができなかったりしていたほか、自分の生い立ちの重要な詳細を忘れ始めていた。

母が死んで数カ月後には段階五（やや重度の認知機能低下）に達した。人生のパートナーを失ったことやその後の社会的孤立が衰えを速めたに違いない。段階五の患者には、日常的な活動の大半で介助が必要になり始める。着替えがうまくできなくなるし、迷子になるので家の外を一人で散歩できなくなることも多い。偏執病や見当識障害も始まりうる。父の場合は息子や娘の動機、特に自分の財産に関わる動機に疑いを抱き始めた。また、自分の障害や日常介助のニーズを正しく認識できなかった。だが、日々の暮らしの基本的な活動、たとえばシャワーやトイレは一人でできた。何より重要なこととして、父は自分の家族を認識できた。

段階六は転倒と入院のあとに駆け足でやって来た。この頃の父は常に監視が必要だった。父はときどき自分がどこにいるのかわからなくなるようだった。写真を見ても、親友や近い親戚以外はどれが誰だかわからなかった。暗くなるとすぐに寝たが、これは脳の睡眠覚醒サイクルの中枢が損なわれたせいかもしれなかった。排尿のコントロールもできなくなり、よく夜尿をしたので、おむつが必要になった。

新型コロナウイルスのパンデミックのさなかだった二〇二〇年の秋、父の徘徊が始まった。これは脳変性によるもので、認知症を抱える人は遅かれ早かれ徘徊するようになるのだが、私にはどうしても、父が絶えずどこかへ行きたがるのは自立していた以前を懐かしむ気持ちの表れでもある、と思えて仕方なかった。息子たちが近くに住むロングアイランドでの暮らしに、父は決して満足していなかった。自分と母の老後に備えて父が考えていた計画はすっかり崩れていた。先を見越して手を打っていた用意周到な父も、自分の心身がどれほど衰えるかまでは、そして子どもたちがどれほど変わってかつての約束が非現実的になるかまでは、見通せていなかった。

アルツハイマー病の最終段階である段階七になると、患者には日々の暮らしでほぼ全面的な介助が必要となる。唾液などの口内分泌物を飲み込む、口の中にためる、口から出ないようにする、などができなくなることも多い。立ち上がるのに苦労するようになり、床ずれや尿路感染症などを発症したり、転倒による骨折から寝たきりなって肺炎にかかったりする。私はセントルイスでワシントン大学のデイ医師から言われたことを何度も思い出していた。「最終的にはどの認知症も同じようになります。脳全体がやられるんです。患者さんはたいてい話ができなくなります」

脳の最も基本的なネットワークが徐々に消えていくことを思えばさもありなんだが、段階七の障害で見られる最後の経過は、乳幼児が初めて達する成長のマイルストーンを逆の順番でたどるように見える。デヴィッド・シェンクが見事な著書『だんだん記憶が消えていく』〔邦訳は松浦秀明訳、光文社。本文訳は本書訳者による〕につづっているように、「アルツハイマー病の脳は生後の発育過程のほぼ逆順をたどる」。患者はまず、介助なしでは歩けなくなる。次に、介助なしでは体を起こせなくなる。そして、笑う能力を失う。最後に、頭を支えていられなくなる。

父の子どもは三人とも、親の症状がこの最終段階まで進むところを見たいとは思っていなかった。だが、そうはならないようにと私たちがやることをいとわなかったことが何かあっただろうか？

二〇二〇年一〇月のある日、父が「駅」へ行く支度をしている。自分の母親と兄のスーラジに会いに行くのに、インドのカンプール行きの列車に乗るためだ。スーツケースが引っぱり出されており、ベッドの上が衣服であふれている。二、三日の小休止ののち、このご乱心のせいでまた家の中が散らかっている。

「列車はないよ、父さん」と私が繰り返す。

「列車はある」と父がわめく。

パンツと白のTシャツ姿の父が、偵察でもするかのようにリビングの窓から外をのぞき見る。今この瞬間の父はすっかり怒り狂っているように見える。

「オレのズボンはどこだ！」と父がハーウィンダーを呼ぶ。

「クリーニングに出したって言っといてください」とキッチンから声がする。

「クリーニングに出したって」

「お前がクリーニングに出したのか？」父は私を疑っている。

「そう」と私は答える。「店は閉まってるよ。今日は日曜日だ」（本当は火曜日）

父がハーウィンダーに向かって言う。「オレはほかにズボンを持ってなかったか？」

「ありません」と彼女が返事する（父が出発できないようにと彼女が地下室に隠した箱の中にある分のほかは）。

父があきれ顔でこちらを向く。「ならこの格好で行く」

私は父を力ずくで止めなければいけなくなる事態を恐れながらソファから立ち上がる。「父さん、父さんが本当に心配だよ。こんな格好じゃ行かせられない」

「サンディープ、お前は心配するくせにここに座ってるだけじゃないか！　いつも心配するだけで――」

「雨降ってるよ、父さん。それにどこ行こうとしてるのかわかってる？」

「シャツをもう一枚だ、ハーウィンダー。さあ、行くぞ！」

「わたしは行きませんからね。もう一〇回は言いましたけど、晩ご飯の支度をしなきゃいけないんです。お好きなところへ行ってらっしゃい。わたしはここにいますから」

父がこちらを向き、口調を和らげる。「サンディープ、頼む、一緒に来てくれるか？」

「どこ行くつもりか教えてくれたらね。父さんがどこに行きたいのかわからない」

「言っただろ、駅だって」

「駅で何するつもり？　駅は列車が――」

「わかった、来るな」と父はこちらが言い終えるのを待たずに怒鳴り、「なんてやつだ！　『駅で何するつもり？』」と私をばかにするようにオウム返しにする。そして「おい、タクシーを呼んでくれ、今すぐ来いって」とハーウィンダーに指図する。

ハーウィンダーが自分のスマホを取りだす。「今電話しました。夜は運転手を回せないそうです。営業は明日の朝また始まります」。彼女がわたしのほうをちらりと見て、「あなたの車でそこらをちょっと回ってくるとか」と小声で言う。

「何か言ったか？」と父が怒鳴る。

「いいえ、おじさん。こっちの話」と彼女はうんざりしたように言うと、キッチンへ戻って夕食の支度に取り掛かる。

出歩きたい衝動に駆られる父は例外ではなかった。認知症患者の三人に二人はいずれ徘徊する。そして、二四時間以内に見つからなかったうちの約半数が大けがや死に見舞われる。二〇〇七年、日本の大府市で、病を抱える妻〔要介護一だった〕に介護されていた重度の認知症の九一歳男性が、自宅を出て徘徊しているうち、走ってきた電車にはねられて亡くなった。この事故で列車の遅延や運休が多数発生したことから、JR東海は男性の家族〔同居の妻と、別居していた長男〕に損害賠償を求める訴えを起こし、一審では約720万円の損害賠償が認められた。判決は最終的に最高裁で覆されたが、日本ではこの訴訟がきっかけで認知症介護について国を挙げての議論が始まった。日本は世界的に見ても高齢者人口が多く、そのなかで認知症患者が占める割合も大きい。日本政府は認知症患者に継続的な長期ケアを提供するための一連の施策として、二〇一二年に「オレンジプラン（認知症施策推進五か年計画）」、二〇一五年に「新オレンジプラン（認知症施策推進総合戦略）」を発表した。施策の一つが地域社会ベースの徘徊・見守りSOSネットワークで、認知症患者の動きを監視して徘徊に絡むリスクの軽減を図る。ほかにも、GPSと発信機の機能が付いた追跡デバイスや、警察などが身元を特定しやすくするために爪に貼り付けておく防水のQRコードなどがある。こうしたテクノロジーに絡んでは、安全を確保しながらプライバシーや尊厳をどう維持するかを巡って倫理上の疑問がさまざま持ち上がるが、認知症の個人は監視に同意する能力が低下していることから、そうした疑問への対応は一筋縄ではいかない。ただし、アメリカでこうした問題は認知症の議論で重視されていない。徘徊患者に対する責任は引き続き家族がほぼすべて負っているからだ。

仕事を終えた兄が姿を見せた頃、父はダイニングテーブルについていた。いくらか落ち着いてはいたが、列車に乗らねばとまだ言い張っている。

「どこ行きの列車だよ、父さん？」とラジーヴが言う。「カンプール？　そもそもカンプールがどこだかわかってる？」

「またお前、同じこと聞いてオレを試すんだな」と父は不愉快そうだ。

「カンプールにいったい誰がいる？」とラジーヴの声がうわずってくる。「誰も残ってない。みんな死んだ！　スーラジ、カリ、スミトラ、母さん。みんな死んだじゃないか。生きてるのはここにいるおれたちだけだよ。父さんとおれ、サンディープ、スニータ」

「父さんは自分の家をめちゃくちゃ散らかしてる」と私も批判に加わる。「壁の写真を取っちゃうし」。父が壁賭け用のフックを無理やり抜いたせいで、壁にいくつも穴ができていた。「それにこれ！」と言って、床に置かれていたスーツケースを開けると、中から服があふれ出てくる。「服もごちゃごちゃだ。きちんとしまわれてたのに」

「ハーウィンダーがやった」

「父さんが彼女にやらせた」

「違う」

「違いませんよ、おじさん」とハーウィンダーが階段の踊り場の定位置から言う。「わたしをぶとうとしたし」

この頃を振り返るとき、自分はどうして父と言い争いばかりしていたのか、とよく思う。たぶん、最大の理由は父を尊重したい気持ちだ。私は父が理性的に振る舞えると――ゆえに理性的に応じられると――父の振る舞いが不合理で無意味に見えるときにさえ思いたがっていた。否定という側面も間違いなくあった。医療の専門家としての私が経過をはっきり理解していたにもかかわらず、息子としての私は父の病識の回復や症状の改善をいつまでたっても期待していた。私がある種の認知バイアスに陥っていたことも言うまでもない。心に病を抱えた家族を持つ人の多くと同様、私は筋の通った議論のほかにどういった形でコミュニケーションを図ればいいのか見当もついていなかった。

テーブルの上に黄色のレポート用紙がある。私はそれに手を延ばし、「父さん、父さんは今どこに住んでる?」と毅然と聞く。

「オレがどこに住んでるか? ファーゴ」と父がおとなしく答える。

「父さんはファーゴに住んでる? この家は何?」

「これはファーゴのどこか」

「違う。ここはニューヨーク州。ヒックスヴィル。ここは父さんの家? それとも父さんの家じゃない?」

「わからん」

「ここは父さんの家。人は自分の家に住んでるよね。僕はどこに住んでる?」

「お前の家」

「そう。僕の家。ハーウィンダーはどこに住んでる? 父さんの家だ」。私は話の筋が父のなかで途切れないうちにたたみかける。「彼女は自分の家がないからここで父さんと暮らしてる。さっき父さんは僕に『オレの行き先はどこだ?』って聞いてたけど、それがまさにここ。ほかの場所に用事があるなら、そこへ行くのはいい。でも、父さんはカンプールに用事はない。ファーゴに用事はない。寝泊まりする家もない」

私はレポート用紙にいくつか言いつけを走り書きして父に渡す。

「じゃあ、オレがもしここから――」

「一番を読んで」

父が紙に目をやり、読み上げる。「『カンプールには行けない。ファーゴには行けない。ここが父さんの家』」

「ここが父さんの家だ。ちょっと休暇でアトランティックシティーに連れてけって言うなら、それはできるよ」。父が首を横に振る。「スニータに会いにミネアポリスに行きたい？」行きたいと思っていないのはわかっていたが、父がまた首を横に振り、そうと確かめられる。「ということは、父さんの行き先はどこか？　ここだ」

「じゃあ、カンプールへ行っても、ここへ戻ってくるのか？」

「どこへ行こうと、必ずここへ戻ってくる。ここが父さんの家だから。カンプールにはなんにもないよ。汚いし、暑いし、まともなトイレはないし。父さんはカンプールを出てアメリカに来た。なのに逆戻りしたい？」

父がうなずく。ようやくわかってきたようだ。そして紙をもう一度読み上げる。「『カンプールには行けない。ファーゴには行けない』」

「行く理由がないから」

「だが、行かなきゃならんとしたら、どうやって行く？」

「行かなきゃいけないとしたら、飛行機に乗ることになる。でも、行く必要はない。父さんは自分一人で飛行機に乗れると思ってる？」父が首を横に振る。「ということは、そこへは行けない。荷造りはやめ。ここが父さんの家だ。これは壁に貼っておこう。忘れないように」

父が再び読み上げる。「『カンプールには行けない。ファーゴには行けない』」

「行く目的がないから。ほかに何か質問は？」

「いや、明快だ」

「で、荷造りは続ける？」

「続ける」

「なんでさ？」

「カンプール行きに備えて」

「それには何て書いてある？」

「『カンプールへは行けない』。お前の言うとおりだ。わかった」

「ほかには？」

「出かけるときは、食いものをちょっと持って出てもいいか？」

「出かけるってどこへ？」

父がためらう。「どこでも」

「いいよ、うちへ来るときとか、散歩するときとか。でも、父さんにほかに行くところはない。わかる？」

父がハーウィンダーのほうを向く。「オレたち、ここから何を持って出る？」

「なんにも」と彼女が声を上げる。「私たちの家ですよ！　私たちはこれからもここにいるんです。彼が二時間も説明してるじゃないですか」

「父さんは認知症になったんだ」とラジーヴが言う。「これは症状の一環。そいつが父さんをそそのかしてるんだよ、どこかへ行けって」

「そして、父さんはどこにも行けない」と私が言う。「僕が父さんに会えなくてさみしくなるから」

これを聞いた父の息づかいが荒くなる。「オレに会えなくてさみしくなるから？」と父が声を絞り出すように言う。そしてがっくりする。

「当たり前だろ、僕が会えなくてさみしくなるのは。父さんの息子なんだから」

父があっさり立ち直る。「サンディープ、ここを出るときは何を——」

「あの紙の一番に何て書いてある？」

「『カンプールへは行けない』」

「続けて」

「『ファーゴへは行けない』」

「ほかには？」

「『ここが父さんの家』」そして次の行へ進む。「『父さんはいつまでもここにいる』」


二〇二〇年から二〇二一年にかけての冬、父は実質的に寝たきりになり、一日の一六時間ほどを自室で過ごしていた。夜は八時前に寝て、翌朝九時まで起きなかった。ラジーヴと私は父の家にいる時間を増やし始めた。食事のたびに父を一階へ連れていくのはひと苦労だった。父が下にいるのは起きてから一～二時間ほど、昼寝のあとにもう一時間かそこら、そして夕食後にまだいたければもう一時間ほどだった。父の食欲も衰えた。朝食を食べたときは昼食を抜いたし、昼食を食べたときは夕食を抜くことがあった。ロティは全部ではなく半分しか食べなかった。経腸栄養剤のエンシュアやフルーツジュースのような甘い飲み物を好んだ。

父に何かしら残っていた威厳もみるみる消えていった。ベッドを出るのに手間取るので、トイレにたどりつく前にパジャマのまま粗相することも多かった。私たちは父におむつをはかせることにし、感染症を防ぐためにハーウィンダーが夜中に起きてまめに交換した。朝になると、彼女は父をシャワーに連れていき、体に泡を塗り、股間を洗った。また、父のひげを剃ったり、口ひげを整えたり、爪を切ったりもした。父はかまってほしくないとき、彼女を売女《ばいた》呼ばわりした。

　父の体が硬直してしまわないよう、彼女は父をほぼ毎日トレッドミルで歩かせていた。ところが、冬になると父はそもそもマシンに乗れなくなった。アームが渡っている向きから乗ろうとするのだ。正面へ回るという計算ができないのである。ハーウィンダーが手伝おうとすると、父は彼女を押しのけた。その冬はトレッドミルも冬眠に入った。

　父は介助なしでは歩けなかったので、徘徊はおさまった——というか、出歩きたいという欲求が薄らいでいった。かんしゃくもおさまった。私が毅然として話しかけると父は引き下がるようになった。雪が降り、家に閉じこもる頃、父は穏やかと言っていいほどになった。ロングアイランド・アルツハイマー病財団で行なわれていた支援グループの会合で知ったのだが、こうした無抵抗な態度は認知症が進んだ段階でよく見られる。ある会合では、大柄でがっしりした五〇代半ばの女性がこう振り返っていた。「ここ数年、母は何かにつけて家族にけんかを売っていました。それが今ではけんかすること自体を知りません」。その頃の私は、父の無抵抗な態度は脳で情緒の処理をつかさどっている扁桃体の変性によるものだと知っていた。だが知っていたところで、かんしゃくを起こさなくなった——ともすると情緒そのものを失ってしまった——父を見ているときの複雑な思いは拭えなかった。

　ラジーヴもハーウィンダーも私も、夜になる前にへとへとになったものだった。父がハーウィンダーに自分のそばで寝ろと言うので、彼女は父のベッド脇の床にマットレスを置いて寝ていた。そしてこんなやり取りを交わしていた。

「ラージ、寝てるのか？」と父が彼女に聞く。

「はい」と彼女が返事をする。

「水でも持ってくるか?」
「いいえ、大丈夫」
「昼飯はできてるか?」オフィスに早めに行かなきゃならんから」

「朝になったら用意しますよ」。朝になったら父は彼女をまたハーウィンダーと呼ぶようになる。だが、夜中の彼女は亡くなった母になっていた。

クリスマス前のある日の夕方、私はラジーヴから父の家に行ってトイレの詰まりを直してくれと頼まれた。ここ数週間ずっとやっているのでちょっと休ませてくれとのことだった。

父の家に着き、私はマスクをする(いわゆるマスク生活が始まって九カ月になっていた)。ハーウィンダーが私を二階に連れていく。

「どうした?」

「おじさんがまたトイレを詰まらせたんです、このとおり」と言う彼女は見るからにいら立っている。

「直そうと思ってもう三〇分やってます。靴にすっかりかかっちゃいましたよ」

中をのぞくと、タイルの床にトイレの汚水が集まって小さな水たまりができている。私はラバーカップの木の柄を握りしめると、カップを便器の中に入れて押し込む。すると茶色い水がごぼっと上がってきて泡が立つ。そうやって一分ほど経ったところで、ハーウィンダーに水洗レバーを上げてもらい、私はカップを押し込み続ける。すぐさま便の小さな塊が浮き上がってきて床にあふれ出る。私は柄を放して吐き始める。

「もうほっといて業者に電話なさいな」。ハーウィンダーがこの様子を見て笑う。

「奥になんか詰まってる」と私が言う。「父さん、ロールをまるごと投げ入れたとか」

「ほっときなさいって。ビッグ・サー」――彼女がラジーヴにつけたあだ名だ――「が今度来たときやるって言ってましたから」

「僕にできないのに兄さんがどうやってやるつもりなんだ?」私は再び柄を手にして、カップをもっと激しく押し込む。カップがごぼごぼと大きな音を立てる。汚水のしぶきがそこらじゅうに飛び散る。あきらめかけたそのとき、水位が急に下がって、水が心底不愉快な音を立てながら便器の奥へ吸い込まれていく。もう一度流すと、便器内の水がきれいなる。私はもう一度吐く。ハーウィンダーがくすくす笑う。「お疲れさま、一〇〇ドル節約しましたね」

汚れを落としてから一階に下りると、玄関ドアの前に濃い黄色の水たまりができている。私たちがトイレを直しているあいだに、父がまた床に粗相したのだ。私は急いでペーパータオルでふき取る。

それが済むと、ハーウィンダーは夕食前の昼寝のために父を二階に連れて上がり、私はテレビをつけてチャンネルをCNNに合わせる。アンダーソン・クーパーが、新型コロナワクチンの最新情報と、公衆衛生を巡るトランプ政権の最近の誤対応を取り上げている。私はコーヒーテーブルに両足を乗せて落ち着き、ニュースを見る。

二階から下りてきたハーウィンダーが夕食の支度を始める。流しの上の窓からほぼまん丸の月が見える。きっと芝生を覆った雪を照らしていることだろう。彼女が野菜を切り始める。圧力鍋にレンズマメを入れる。「スニータが私にずっと言ってるんです、おじさんをあんまり寝させるなって」と彼女が背をこちらに向けたまま言う。「こっちに来たら実際のところを知って目が開かれるでしょうに」

「実際のところって?」と私は返しはしたが、彼女が言わんとすることはわかっている。

彼女が包丁を置いてこちらを向き、手を拭く。「おじさんはもうそろそろですよ。どれくらい先になるかは誰にも何とも言えないと思いますが。あと二カ月か、六カ月か、六週間か、神のみぞ知るです。おじさんの運命がどう定められているとしても、あとそれくらいでしょう。何を犠牲にしなきゃならなくなっても、私はそうするつもりですけど」

彼女が再びまな板に向かう。

「どうしてそこまで？」

彼女が泣きだし、こちらを見ずに「今の私には誰もいません」と言う。私たちと一緒だった五年のあいだに、インドにいたご主人が亡くなった。グリーンカードを持っていない彼女は夫の葬式に出られなかった。子どもたちは長じてカナダに住んでいる。うちの母が亡くなったあと、私たちは彼女の親族と化した。そして介護のあらゆる側面を——愛情と憎悪や、胆力と同情といら立ちや、単調で苦労ばかりの長丁場のあいだに降って湧く狂気の沙汰や緊急事態やときおり感じられる愛情ゆえの絆を——一緒に経験してきた。だが、こうして一緒にいる時間も終わりに近づいている。

「おじさんのことは父親のように思ってます」と言う彼女の横で圧力釜が蒸気を噴き出している。「怒ることもあるし、わたしをぶとうとすることも、耳を覆いたくなるような暴言をいろいろ吐くこともありますけど、わたしのことを愛してくれてもいます。わたしがそばにいるかを知りたがります。ときどき言うんですよ。『オレが逝くときは、お前、一緒に来てくれるか』って」

彼女が手の甲で涙を拭う。父が死んだあとどうするつもりか、と私は聞いてみる。たぶんカナダへ行って娘の誰かのもとへ身を寄せることになる、と彼女は言う。

「また会えるかな？」ふいに悲しみが私をすっぽり包み込む。

「もちろん。電話しますよ。ＦａｃｅＴｉｍｅで。愛情があれば続きます」

夜の七時半になり、私は父を下での夕食に連れていこうと二階に上がる。父は数カ月前に用意された病院用ベッドで、スチール製の手すりに顔を寄せて横になっている。赤い野球帽をかぶり、口ひげを整えられた父は今なお、生年月日が示す歳よりもずいぶん若く見える。「父さん、下で夕食にする？」私は期待感をあおろうとしたが、父はおなかはすいてないと言う。もう少し休みたいのだ。「わかった。じゃあ僕は帰るから」。今日の務めはこれで終わり。

だが父が私を呼び止める。「もうちょっといられないか？」

私は腕時計に目をやる。わが家も夕食どきで、私の家族が私の帰りを待っている。「何か話でも？」

しばらく部屋が静まりかえる。聞こえてくるのは外で除雪機がたてている低いブーンという音だけ。父が小声で言う。「オレを一緒に連れてってくれないか？」

ロングアイランドに来て六年半、父が私の家に連れていけと言ったことは一度もなかった。「何でまた？」

ひと呼吸置いてから、父が答える。「謝りたいんだ」

「謝るって、何を？」

「その……やらかしてきた間違いを」

「どの間違いさ？」今日のトイレのことか？

「たくさんの間違い……」

「今日の、それとも生まれてこのかたの？」

「今日のも……生まれてこのかたのも」

「父さん、なんにも問題ないよ」と私は請け合おうとする。「僕に謝る必要なんかない。父さんのこと怒ってないから」

「頼む、サンディープ……謝りたいんだよ、お前に……ほかの人にも」

父が亡くなったあと、私はこのときのことを何度となく考えてきた。父の真意は何だったのか、父は何を謝りたかったのか、いまだにわからない。だが、あれはまさに私が生涯待っていた状況だった。静かな寝室。雪に覆われた道。私が常々思い描いていたとおりだった。

「わかった。じゃあ、謝って」

「謝る？」

「そう」

「よし。オレはすごく、すごく……申し訳なさそうです」

「謝罪を受け入れます」と私が間髪入れずに言う。

父の表情が緩む。「ありがとうございます。ありがとう、ほんとに」

「どういたしまして」。私は身支度を始める。

「サンディープ、一緒に寝てくれないか」

私はあきれて笑う。「本気？　僕が入る隙間なんてないじゃないか！」

「あるさ」と父は言うと、体の向きを苦労しながら変えてベッドの中央へ動く。「来い……なんとかするぞ」

私はまだトレッドミルが置かれている側へ回って手すりを下ろし、父のいるベッドに入る。液晶テレビの電源を入れ、消音にする。ベッド脇のテーブルにはテーブルランプ、錠剤の瓶が数本、ペーパータオルのロール、父が眺める気になればと私がダメ元で置いていた科学論文の別刷りが数篇置かれている。私は特に考えもなしにそのうちの一篇を手に取る。「で、ほかにも何か話したいことある？」と私が聞く。

「お前を愛してるよ、サンディープ」と父が囁く。生まれてこのかた、父からこんなことを言われた覚えがない。

「僕も父さんのこと愛してる」

「頼みたいことがあるんだが」

「うん」

「うちに来てオレとしばらく一緒にいてくれないか?」

「もちろんだよ」と私は反射的に答える。「今は帰らなきゃダメだけど、また来るから」

「そうしてくれると、オレはすごく、すごく……」——父が必死に言葉を探している——「申し訳なさそうです。お前はオレの家族だ」

「うん」

「いいことだ」

窓の外に目をやると、白い雪の重みでたわんだ緑色の常緑樹が灰色の空を切り裂いている。父にとってこれが最後の冬になるかもしれないというひどい予感がする。

「ほかにも何か話したい?」と私が言う。

「いや、特には」と父が答える。「今度お前と会ったら……オレはしゃべって、しゃべって、しゃべり倒すぞ」

「今しゃべろうよ。今度いつ会えるかなんて誰にもわからない」

私はテーブルランプをつけ、別刷りの一篇を父に渡す。「お、これは」と父がなんとなく関心を示す。

「これ何?」

父は笑うと、タイトルをゆっくり読み上げる。「コムギ黒……さび病耐……性のマッピング集団」

「この研究、父さんやってた?」

「いや、ちょっと違う」

「でも昔、小麦やってたよね」。私が論文中のある図版を指す。「これ何?」

「こいつは……その……」

「何、この黒いの？」

「これか？　わからん」

「染色体だよ。父さんはずっとこれを研究してたじゃないか」

「そうだ、染色体だ」

「こっちは何？　知ってる？」

父が躊躇する。「小麦の花かな」

「そう。図版の植物はみんな小麦だ。父さんは昔、温室で栽培してたよね」

「してた」

「あの頃が懐かしい？」

父が肩をすくめる。「そうだな」

「そう？」

「そうだ」

「仕事は好きだった？」

「好きだった……こういう花とか……あれとか……」

「研究するのが好きだったよね」

「ああ。研究するのが好きだった」

「懐かしい？」

父がうなずく。「すごく懐かしい」

私はここ数カ月で初めて、父が不幸ではなかったことに思い至る。父の衰えがあまりに見るに堪えなくなってきたので、その年の秋、特に悲観的だった頃の私は、父が死んでくれればと思っていた。

だが、私は父の症状を本人以上に気に病んでいたようだ。父の世界は縮んでいたが、人生に意味を与える何かに対する父の欲求、視野、期待もしぼんでいた。そんな狭まった人生を本人がどう感じるべきかを決めつけるなど、私はいったい何様だったのか。父が私を、父を愛する人たちを、そうと認識できているなら、それが何より大事なのかもしれない。

「おお、来たか」と父が言う。ハーウィンダーが部屋に入ってきたのだ。「紹介しよう、サンディープだ。もう会ったことあったか?」

彼女が私を見て微笑む。そして夕食の支度ができたと告げ、ベッドで食べたいか、それとも下へ行きたいかと聞く。

「一緒に行く」と父が答える。

「下へ行きたいの?」と私はいぶかしむ。

「行く」と父は答えて、起き上がろうとする。

私が歩行器を持ってきて、二人がかりで父をベッドから出す。父は歩行器にしっかりつかまると、最近ラジーヴが張り替えたばかりのカーペットの上をすぐにじりじりと進みだす。数分かけて階段にたどりつくと、立ち止まる。疲れたのだ。

「まだ話してないことがあるな」と父がハーウィンダーに向かって言う。「サンディープのことだが」

彼女が微笑む。「聞かせて」

「これはいちばんデキる学生だった」

「頼むよ、父さん」。私はもどかしい。「さ、行こう」

二人で父を一段おろしたところで、父がまた止まる。

「お前に言ったかな。これはオレのいちばんのお気に入りなんだ」

「はい、はい」とハーウィンダーが応えて笑う。

私はきまりが悪くて首を横に振る。二人で父をもう一段おろす。

「君が来てくれてとてもうれしいよ」と父が急に他人行儀になる。「ときどき……うちへ来て、一緒に食事でもしよう。喜んで来い……そして一晩いろ」

そういえば、父がロングアイランドに越してきて六年半、私は父の家に一泊もしたことがない。

「いいよ」と私は答える。

「約束するか？」

「する。一晩いるから」

「一晩ずっとか？」

「そう」

父がうれしそうに笑う。

「なんで笑うのよ、おじさん？」とハーウィンダーが聞く。

「ここに一晩ずっといるって言うじゃないか」

「普通でしょ。息子なんだから」

「まさか。これは息子じゃない！」

「じゃあ僕は何？」

父が私を見ながら自信なさげに言う。「これはオレの甥《おい》だと思うんだが」

14　心配するな、なんとかなるもんだ

時という阿片に効く解毒剤はない。これにかかれば何物もかりそめの存在だ。我らの父祖は、みずからの墓所を我らのかりそめなる記憶のうちに見いだし、その我らとて末裔のうちに埋もれかねぬと哀しげに告げている。

——サー・トマス・ブラウン、『壺葬論』一六五八年

〔邦訳は『医師の信仰・壺葬論』生田省悟・宮本正秀訳、松柏社所収の「壺葬論」ほか。題辞訳は本書訳者による〕

二月下旬のある寒い日曜日の午後、父が私に電話してきた。外出してドーサを食べたいという。「雨降ってるよ。いいの?」と確かめたが、父はかまわないという。寒い季節だったし、体がどんどん弱っていたこともあって、父はここ二カ月家に閉じこもっており、外出は必要だった。ハーウィンダーと私で父を両側から支えながら、ハウス・オブ・ドーサスの駐車場を苦労して横切った。顔に吹き付ける冷たい雨風が痛かった。店内に入ると、オーナーがマスク顔の私たちをうれしい驚きの表情で出迎えていつものテーブルに案内し、私たちはいつもの料理を頼んだ。鮮やかな緑色のセーターに身を包んでいた父はあまり食べなかったが、あそこに座ってほかの客の姿を眺めていられて楽しそうだった。私たちが車に戻った頃には日が暮れ始めていた。帰りの道中は雨粒がフロント

ガラスを強く叩いていた。

次の水曜日、父はベッドから出られなかった。その日の朝に私が様子を見に行ったとき、父はうめいていた。口を固く閉じ、体温計を口に入れさせない。私はアドヴィルと、尿路感染症（これがぶり返したと私は考えた）の薬として以前飲んでいた抗生剤のシプロフロキサシンを飲ませようとしたが、父は錠剤を飲み込もうとせず、液状の石灰にも見える唾液にして何度か吐き出した。私はひどくいらつきながら「薬を飲んだら寝ていいから」と言った。だが、上半身だけベッドに横たえ、足を床につき、腕組みをしていた父は、「飲む気はない」と言い返した。

その日の父は昼も夜もずっとベッドから出ず、木曜日と金曜日も一日中ベッドを出なかった。ぶつぶつ言ったりうめいたりしながら、父は食事を断った。ハーウィンダーがマンゴーネクターを何口かすすらせたが、それだけだった。

金曜日の夜、仕事を終えたラジーヴと私が父の家に寄ったとき、父は固形物を丸二日何も食べていなかった。私は父に無理やりプディングを食べさせようと、あるいはせめてエンシュアだけでも飲ませようとしたが、どちらも父の口からこぼれた。「なんでおなかすいてないの？」と私は問い詰めた。私はパニックに陥りかけていた。

ハーウィンダーが父の代弁をした。「人がたくさん座ってて、おじさんに出された紅茶を飲ませてくれないんですって」

父のかかりつけ医のサンディ・バルワン医師に電話すると、父を病院の救急治療室に連れていきたいかと聞かれた。私たちきょうだいは、それはしないことに決めていた。父はもう何カ月も事実上寝たきりで、食欲がほとんどなく、体重が減り続けていた。死につつあるのは間違いなく、父にとって病院はいちばん行きたくない場所だった。

バルワンは、父の在宅介護を支援するホスピスケアを提案した。こちらを選ぶと父の苦痛の緩和に重きを置くことになる。看護師がモルヒネなどの薬を家まで持ってきて、衰えゆく父の日々の症状を管理しやすくする。私はその場で同意した。もう金曜日の夜だったが、バルワンはこれから何本か電話をかけて、この週末に向けて何か手配できないか確かめてみると言った。そして、少なくとも翌週の照会をホスピスケア・ネットワーク・オブ・ニューヨークに送っておくと言った。

今振り返ると、自分がホスピスケアをあれほどすみやかに決断したことにわれながら驚く。私の経験では、たいていの家族は入退院をもう一、二回繰り返したあとまでこの決断を先送りする。私も普通なら、重大な意志決定に直面したら熟慮で臨む（父もそうだったが、よく考えたあとの父は私と違って揺らがなかった）。だがあの晩の私は、ホスピスケアを電話口で決断した――それも兄にも相談せずに（同意するだろうとはわかっていたが）。この決断の地ならしは、父が徐々に衰えていく様子を見守ってきたこれまでの六年半でできていた。だがあの金曜日の夜、父に無理やり口から栄養を取らせようとしていた私は、この選択が意味するところをわかっていなかった。

二日以上ベッドにいた父に気分転換をしてもらおうと、ハーウィンダーと私は父を一階に連れていくことにした。二人で苦労して父をベッドから出す。父がためらいがちにカーペットの上に足を置くと、父の脚がぐらつく。歩行器を握る両手も震える。私たちは廊下を通り、なんとか父を階段の前まで連れていく。「手を壁について」とハーウィンダーがパンジャブ語で指示する。「そしたら、歩行器を離して手すりにつかまって」

父は階段を下りるのにも苦労する。一段ごとに一、二分休み、そのあいだハーウィンダーと私で父の体を支える。「足をそこについて」とハーウィンダーが指示する。父は歩き方を、両脚の協調動作を忘れてしまったかのようだ。

階段を下りきった父が、自分の椅子にジャケットが掛かっているのを見てすぐ「誰のコートだ？」と聞く。

「ラジーヴの」と私が答える。「父さんを待ってる」

兄が革のソファに寝そべって電話で話をしている。あっけにとられたようにこちらを見つめているが、起き上がって手伝おうとはしない。私たちは間違ったこと、あるいは愚かなことをしているが、口を出さないとあらかじめ決めていたかのように。

「安定してる……」と兄が説明している。「いや、何が起こってるのか見当もつかない……ああ、三時間前よりは調子よさそうに見える」

ハーウィンダーと私で、父を母のリクライニングチェアに座らせる。私は父の脚を持ち上げてパンツをぬがせ、きれいなパジャマを着せる。そのあいだ、父は弱々しくうめいている。「済んだよ。楽にして」と私は声をかける。「ハーウィンダーが紅茶持ってくるから」。だが、私たちが父を落ち着かせたとたん、父がベッドに戻りたいと言いだす。今度は、父の脚は体をまったく支えられず、兄と私で父を二階へ運び上げなければならない。ラジーヴが両脚を持ち上げ、私が両の脇の下に腕を差し入れる。私たちがよろめきしながら廊下から寝室へと父を運んでいるあいだ、父が私たちを敬意がないとののしる。

父をベッドに連れ戻したあと、兄は「おれたちが父さんを下へ連れていくのはこれで終わりだ」と言った。予言なのか命令なのか、よくわからなかった。

私はベッド脇に座り、ここ五日間で起こったことを整理してみた。父をハウス・オブ・ドーサスに連れていったのは日曜日だ。あのとき雨にあたったせいで肺炎になったのか？　それとも脳卒中を起こしたか？　硬膜下血腫が何かの拍子に膨らんだのか？　コロナか？　医師として、そして息子として、私は必死になって説明を探した。

その晩は私の妻のソニアと娘のピーアも来た。ソニアは父にミルクセーキを作ったが、一口も飲ませられなかった。また、「昔住んでたファーゴの家には木がたくさん植わってましたね、きれいなリンデンが」と声をかけて父との会話を試みたが、父は深い眠りに落ちたままだった。ピーアが声をかけたときだけ、父は少しのあいだ目を覚まし、「この子は……かわいい」とだけなんとか口にしてまた目を閉じた。

摂食不足のせいで、父は間違いなく深刻な脱水に陥っていた。ホスピスケアという決断が揺らぎ始めていた私は、さっき階段をのぼっている最中に父が意識を失ったのはそのせいかもしれないと考えた。「水分が問題なら、点滴しなきゃ」とハーウィンダーが提案した。医師でもあるソニアは賛成した。「あなたたち、あきらめが早すぎる」とソニアは言った。「二リットルの点滴でお義父さんはすぐ元気になるわよ」

兄は反対だったが、にもかかわらず点滴キットや生理食塩水バッグなどを取りに車で自分の病院へ向かった。待っているあいだに気づいたのだが、兄はダイニングテーブルに父の遺書やさまざまな書類を広げていた。そのなかに父が二〇〇四年にラジーヴに宛てて書いた手紙があり、終末ケアに関する両親の希望がつづられていた。

オレたちも当然いつかは死ぬが、そのときはあとをお前が引き継ぐことになる。前に話し合ったとおり、オレたちの財産はジョウハール社会的地位向上基金につぎ込みたい。この基金の責務は主にインドと一部この国の貧困層や社会的弱者の支援だ（ファーゴでは以前からホームレス保護施設に寄付をしている）。

オレたち二人がどんな形でもお前の負担にならないようにしておくつもりだ。オレが先に逝った場合、母さんが子どもたちの誰かと同居するためにこの家を出ることはない（もちろん訪ねはするが）。母さんが先だった場合、オレはこの家で死ぬまで一人で過ごすつもりだ。これがオレたちの固い決意である。加えて、重病になった場合は、二人とも、延命のためのどのような特別な措置も望まない。二人とも、意味のある人生を送れる場合に限って生きていたい。この件についてはすべて文書化しておく。いずれにしても、年を取ったら二人とも、あるいはどちらか一方になっても、お前の顔をもっと頻繁に見たくなるだろう。お前にはほとんど何もしてやれなかったが、そのごくわずかに対して求める見返りはただ一つ、わが子たちの、そしてもちろん孫たちの幸せだ。

手紙の末尾には父と母二人の署名が添えられていた。

病院から戻ったラジーヴは、自分が点滴に反対なのを棚上げして、すぐさま処置に取り掛かった。兄は昔から手先がとても、私よりもはるかに器用だった。子どもの頃の兄は機械いじりが好き、私は考えることが好きだった。兄がまず父の上に滅菌シートをかける。次に点滴キットの封を開けてシートの上に並べる。そして箱からＩＶカテーテル（静脈留置針）を出し、生理食塩水洗浄用のシリンジ（注射筒）の封を開け、と準備を着々と進めるうちに指の動きがどんどんめまぐるしくなる。一流シェフのように動きに無駄がない。準備が整うと、父の手の甲を消毒綿で拭き、局所麻酔薬のリドカインを注射して小さな水ぶくれを作る。そして何の躊躇もなく22ゲージのカテーテルを選ぶと、紙のように薄い父の皮膚に刺す。ハーウィンダーと私に腕と脚を押さえつけられた父が、くぐもった声を上げる。兄が脱水状態の血管を指の腹で叩きながら針を前後に揺らすうち、逆血が上がってきてバレル（保護筒）を満たし始める。兄が金属針ごとバレルを抜くと、カテーテルのハブ（管元）から尋常ではなくどす黒い血が青いシートに垂れる。兄が生食水のバッグにつながれた長いプラスチックチューブをハブにつなげる。父がおとなしくなる。兄がバッグを自分の頭の上まで持ち上げ、少しだけ押しつぶして、細くなっていた父の静脈に生食水を流し込む。家に点滴スタンドはないので、バッグをオレンジ色の縫い糸で天井ファンに吊り下げる。

すべてが終わり、点滴が落ち続けるのを見届けた兄が、私のほうを向く。「考えたこともなかったよ、実の父親にカテーテルを刺さなきゃならなくなるなんて」

その晩の午後一〇時すぎ、ホスピス看護師のリアが家に来た（例のホスピスネットワークがすでに父を患者として受け入れていた）。寝ている父の様子をリアに一目見せたあと、ラジーヴと私は彼女とともにダイニングテーブルにつき、さまざまな書類に署名した。受け入れの書類に父の診断は「末期の認知症」と書かれていた。主介護者の欄には私の名が記されていた。登録のため、私は「延命治療に関する医療指示（ＭＯＬＳＴ）」の書式に、心停止または呼吸停止の場合に蘇生措置を試みないことを指示して署名した。

父が口からの栄養摂取ができるまでには回復しないと仮定して、点滴だけでどれくらい生き続けることがあるのか、私はリアに聞いてみた。驚いたことに、数週間から長いと二カ月ということもあるという。

「二カ月も食事なしで？」と私は信じられないとばかりに問い返す。

「ええ」と彼女が答える。彼女が過去に世話をした認知症患者の何人かがそれだけ生き続けたそうだ。

「当然ながら、点液はもうやめるという判断をするときが来るかもしれません」

彼女の言葉が部屋の中をしばらく漂う。

「点滴で痛いことはありますか？」と私が聞く。

「ない、でも苦痛を長引かせることがありうる」と彼女が答える前に兄が言う。

「先生は点滴に賛成なさっていないのですね」と彼女が兄に言う。

「ええ、まったく」とラジーヴが返事をする。

「ですが、決めるのは兄一人じゃありません」と私が急いで言い足す。

「そのとおりです。私たちは物事を満場一致で決めたいと思っています」とラジーヴが自分の気持ちを押し殺して言う。「針を抜くことに誰かが反対した場合は、その誰かの言うとおりにすることにしています」。具体的な話はしなかったが、数年前に兄の義理の母が末期の血液疾患と診断され、ICUに数週間入院した末に亡くなっていた。そのときの経験が深い心の傷として残り、兄に大きな影響を与えていた。

「昔のことですが、こういう問題で家族が崩壊することを知りました」と兄が静かに言葉を続ける。「ですので、うちでは鎖のいちばん弱い輪が壊れないように進めます」と言って兄は部屋を出た。

書類の署名が済んでリアが帰ったあと、ラジーヴが帰ったあと、ハーウィンダーと二人で父の就寝の準備をした。まず、おむつを替える必要があった。その頃には点滴キットから一リットル近い生塩水が父の体内に流れ込んでおり、おむつとシーツがすっかり濡れていた。私たちは病院用ベッドを平らに戻し、父の体を引き上げてから、父の体を右へ左へと傾けて、汚れたシャツと濡れたシーツを体の下から引っぱり出した。父が「おい、やめろ」と言いながらハーウィンダーを力なく蹴ろうとするあいだ、彼女は悲しげに舌打ちをしながら赤ん坊のそれのような父の性器を拭いた。

着替えの作業が済んだとき、父の頭はいくらか働いていたようだ。

「疲れたろう」と父がハーウィンダーにやさしく声をかける。

「疲れましたよ、もう」と彼女が愛情を込めて答える。

「愛しのレディーよ」と父がかつて母に言っていたようにつぶやき、私の体中に懐かしさが広がる。かつての両親の様子と、今の父を待ち受けているに違いないことを思うと、胸が締めつけられてこの目に涙が浮かぶ。ベッド脇の床に置かれたマットレスに座って黙って泣く私を、父が不思議そうに見る。「お前、これからどこ行く?」と父がくぐもった声で言う。

「どこにも」と私は言いながら気を取り直す。「ここで一緒にいるよ」。私はようやく約束どおり父と一晩を過ごすのだ。

「心配するな」と父がか弱い声でいつものように私に助言する。「なんとかなるもんだ」

「なんでそうとわかるの？」

「それは……いつだってそういうもんだから」

ホスピスケアからの人が夜中の一時に呼び鈴を鳴らし、「安楽パック」を届けてくれた。パックには溶解性のモルヒネや、効き目の早いアティヴァンという抗不安薬〔日本ではワイパックスなど〕、気道分泌を抑制するアトロピンと呼ばれる薬物などが入っていた。私はさっそく〇・七五ミリグラム分のアティヴァンを父の舌の下に入れてやさしく口を閉じた。父はそれまで寝返りを打ったりうめいたりしていたが、すぐに寝入って静かになった。いびきをかくとき、かさかさの唇が巻き上がって半笑いに見えた。朝の四時頃に父の様子を見に来たハーウィンダーは、「このまま笑ってくれるといいですね」と言った。

私はときどき起きて父の様子を確認していたが、父は朝までぐっすり眠っていた。朝の九時頃、私はカーテンを開けて部屋に光を取り込んだ。体をやさしく揺り動かして父の目を覚ますことはできたが、父の容体に変わりはなかった。相変わらずうわごとを言い、自力では立てなかった。ハーウィンダーの手を借りて、私は父をトイレまで連れていき、父はなんとか便器に座って小便をした。だが、ベッドに戻るとすぐまた意識を失った。

その時気づいたのだが、カテーテルに血が詰まって点滴が止まっていた。前の晩、父の着替えの最中に私がプラスチックのチューブをしばらく外したときに起こったに違いなかった。私は生食フラッシュのシリンジをハブにつないで詰まりを出そうとしたが、詰まりは動こうとしかなかった。私は自分がカテーテルを台無しにしてしまい、新たに刺さなければいけなくなったと観念した。だが、朝食を持って家に来たラジーヴがカテーテルの詰まりを見事に解消して、点滴はまた落ち始めた。

この土曜日、父は一日中ベッドを出ることがなく、ほとんど寝ていたが、ときどき目を覚まして、痛みを感じているかのようにうめいた。ここ五日で食べたのはプディングをスプーン一杯程度だった。それでもなお、父は生きていた。そして点滴は落ち続けていた。

父がその日と翌日を持ちこたえているうち、私は自分たちで選んだ緩和アプローチについて思い直し始めていた。足取りは弱々しかったとはいえ、父が歩いてハウス・オブ・ドーサスに入ったのはたった一週間前だ。それが今は死の床か？　納得がいかない。ラジーヴは、延命のための特別な措置は望まない、という二〇〇四年の手紙に書かれていた父本人の言葉を持ち出す。だが、私がやりたいのは特別なことではない。点滴を続け、抗生剤をいくつか試すくらいだ。

今の状況について父が二〇年近く前に書いた指示を、私たちはどう解釈すべきなのか？　寝たきりになることが父の望んだ成り行きではないのは言うまでもないが、それが現実になった場合に父はどうしたかったのか、あの手紙でははっきりしない。もっと言えば、あの手紙は今の父の意志を反映しているのか？　現役の科学者だった二〇〇四年の父にとって意味のあったことと、ここ数カ月の父にとって意味を持つようになっていたこととは大違いで、ハーウィンダーと過ごす時間や、スプーン一杯のピスタチオ・クルフィ［「クルフィ」はインドのアイスクリームの一種］を食べることすら、間違いなく喜びを与えていた。私たちきょうだいはこうした物事を単純で、子どもじみており、父にはとにかく似つかわしくないと判断したが、それは認知機能に偏った私たちの先入観でしかないのでは？

日曜日には夕方に妹が家族を連れて飛んでくることになっていたが、私たちは午後のうちに電話の妹を交えて話し合いをした。この二年ほど前、私たちは父の硬膜下血腫を抜く手術の是非を評価する話し合いを持った。今回迫られている決断は同じくらい重大だが、決めたあとの成り行きは格段に厳しそうだった。

「点滴してなければ、今ごろだっただろう」とラジーヴが言う。「金曜日には死んでいたかもしれない。おれはお前の言うとおりにするつもりだが、おれは点滴を続けることにぜんぜん意味を見いだせない。これは父さんが望んでいたことじゃない」

「じゃあどうすべきなんだよ？」と私が食ってかかる。「点滴をやめてモルヒネにするのか？　僕らにはもうどうすることもできないから？」

「ダメ、私が許さない」と階段の定位置でやり取りを聞いていたハーウィンダーが話に加わる。「おじさんは死ぬでしょう、あと一日でか、二日でか、四日でかはわかりませんが。でもおじさんを薬では死なせませんよ」

「いや、そういうことじゃ――」

「わたしがさせませんから」と彼女が私の言葉を遮る。「おじさんが二カ月ここで寝たままになるとしても。点滴をやりたくないなら、やめなさいな。でも薬で死なせはさせませんからね」

「何もできないって問題じゃない」とラジーヴがハーウィンダーを無視して私に言う。「父さんが何を望んでいるかの問題だ。父さんははっきりしてた。大げさなことはしてくれるなと」

「やりたいのは大げさなことじゃない！　抗生剤の投与と、点滴と、あとは、血液検査や尿検査くらいだ」

「じゃあ聞くが、お前は何のために父さんが死なないようにしてる？」と兄が声を上げる。「絶対望んでないぞ、ベッドの上でクソたれることなんか。いいか、父さんはノートパソコンの電源を入れられなかった。受話器を耳に当てることもできなかった。本を書いていたときの父さんだったら『お前、なんてことしやがる？』って言うだろう。金曜日にリアが来たとき、おれは部屋にいた。出ていくしかなかったのはすっかりむかついてたからだ。お前はおれにカテーテルを刺させた。今度は血液検査と尿検査をやりたいのか?」

「なにも僕は——」

「いいや、まさにそう言ってる! お前はいつもこうだ。決められないし、決めたあとにまたまた迷う。《ニューヨークタイムズ》に書いてたのはお前だろ、死に際にはあまりあれこれするなって。父さんが生きてたらお前を座らせて体をゆすりながら言うぞ、『サンディープ、お前いったい何やってんだ?』って」

「父さんが僕に死にたいって言ったことは一度もない」と私は言う。

「父さんはもうその気持ちを声に出して言えないからだ」とラジーヴが言い返す。

「だから僕らが父さんに代わってこの決断をしてる。父さんが必ずしも——」

「言ってるだろ! 何年も前に、あの手紙で」

「じゃあ、僕らは父さんの当時の意志に従うわけだ。必ずしも今のじゃない意志に」

「それこそが健康管理代理人の役目じゃないのか? 本人の精神が健全だったときの意志に従うのが? おれたちにあるのは以前のああいうやり取りだけだ」

私は兄が言わんとしていたことをもちろん理解していたし、後日、自分に正直になれていたときに思ったのだが、おむつをしてあそこに横たわっていた父をかつての父と同一視していた——あの手紙を書いた人物といまだにつながりがあると見なしていた——兄のほうが、ある意味では父のことを、父が父であることを、私よりも尊重していた。だが、もう四日以上栄養を取っていない父が、生きようとまだ戦っているように見えて、私は心を痛めていた。父の人生はもはや生きるに値せず、今が父の死にどきだ。そんな判断を本人がしない(あるいは、できないのかもしれない)ときにしようとしている私たちは何様なのだ?

「僕には父さんが『助けてくれ、戦うチャンスをくれ』と言ってるような気がしてる」と私が言う。

「そんなことは言ってない！　今の父さんは子どもレベルで、表現できるのは＋／－だけ。〝痛み〟が〝＋《ある》〟か〝－《ない》〟か。おれは一分一秒たりともぶれてない。前にお前に言ったとおり、反対意見があればそっちに決める。だから、お前が血を採って尿を検査したいなら、おれはそれに従う。だが、おれはお前の意見には絶対に賛成できない。これは人生じゃない。父さんが望みそうなことじゃない」

兄がスニータの考えを聞く。

「私たち、お父さんの言ったことに耳を貸さなきゃ」と彼女が声を詰まらせながら言う。「それがお父さんが望みそうなことなんだから。いやでしょう、今の成り行きは、これがもう一、二週間続くなんて。それを私たちがやっちゃいけない」

ラジーヴが父の手紙をもう一度読み上げる「『二人とも、延命のためのどのような特別な措置も望まない。二人とも、意味のある人生を送れる場合に限って生きていたい』」

考えてもみろ、あの手紙に母さんにも署名させるなんて頭があの頃の父さんにはもうあったんだ。驚きだよ。おれが知る限り、父さんが手紙に連名で署名させたことなんてなかった」

「それだけ絶対に譲れないことだったのね」とスニータは言ってすすり泣き始める。

「スニータ、いいんだ」とラジーヴが言う。「おれも水曜日の父さんを最初に見たときは悲しかったが、今は大丈夫。母さんのときと同じようになってる。これはおれたちの父さんだった人じゃない。父さんじゃないんだ」。そしてハーウィンダーのほうを向く。「どう思う？」

彼女がしばらく黙っていたあと口を開く。「言うことなんてあるもんですか。思ったとおりになさいな。でもおじさんに与えられてる時間は変わらない。運命がどう定められているにしても、それだけ生きるでしょう」

スニータはその日の夜に夫と二人の子どもと一緒に飛んできた。その晩、私たちは父の寝室に集まって、父が眠っているかたわらで家族の思い出話をした。こうして父をたたえたわけだが、私には葬儀のリハーサルにも感じられていた。兄は私たちがウェールズに住んでいた三年半の思い出を語った。ボウ・ストリートに面していた私たちの家、家族で出かけたデビルズ・ブリッジへのピクニック。一家五人がそろっていた頃の思い出話を聞くのは楽しくもあり、つらくもあったが、いくつかの記憶が私と違っていた。ピアノがあったのは家の裏手側で、玄関脇じゃないとか。私たちが学校から帰ってきたとき母は家にいたとか。私たちが『トムとジェリー』を観ていたのはケンタッキー時代であってウェールズ時代ではなかったとか。目の前に横たわり、体をねじ曲げ、あえいでいる父を見ていると、玄関ドアの窓を割った私たちを家中追い回していたことがとうてい信じられなかった。

月曜日の朝、私はベッドを出たくなかった。ここ数日のことは夢であったかのように感じていた——あるいは、夢であってくれればと願っていただけかもしれない。だが、その日の朝の私は大激変が、私が生涯恐れてきた瞬間が来るとわかっており、それに向き合いたくなかった。

自宅を出る前、妹がメッセージを送ってきた。

「看護師が来てる。薬はモルヒネともう一つのどっちも四時間ごとに飲ませなきゃダメだって言われた。そうすることがとても大事だって。私たちが飲ませている量じゃ足りないそうよ。お父さんは心安らかになるまで死なないわ。彼女は両方の服用量を増やしてる。それから、点滴は外せとも言ってる。私たちは点滴を続けることでお父さんの苦痛を引き伸ばしてるって」

父の家に着くと、私はすぐ二階に上がって父の様子を確かめた。父は口を開けている。厚いかさぶたが唇と舌を覆っている。おはようと声をかけたとき、私は父の目にかすかな光を認めた。父はモルヒネかそもそもの病状のせいで反昏睡状態だったが、私の存在をまだ感じているようだった。

部屋にいたホスピス看護師のジャズミンから、今ちょっといいかと声をかけられる。私たちはベッド脇の椅子に腰を下ろす。彼女が何か言う前に、私は父のケアプランを変えることはまだ可能かと聞く。何が起こっているのかを理解するために、抗生剤を試したり、採血をしたりすることがまだできるかを知りたかったのだ。

兄が部屋を出ていく。

「もちろんできます」とジャズミンが穏やかに言う。「本当に急な変わりようですものね。それでお父様の容体が良くなるとは思いませんが、そうすることで先生が少しでも気が楽になるのであればできますよ」。彼女が私に今回悪化する前の父の様子を聞く。

「良くありませんでした」と私は認める。食べる量は減り、移動にますます苦労するようになっていた。とはいえ、父が私と外食に出かけたのはほんの一週間前だ。「父がこれで終わりだと宣言しているとは思えないんです」と私は迷いを打ち明ける。「もしかしたら私たちが父を後押しすれば、何が起こっているのであれ、そこから回復するチャンスをあげられるかもしれません」

彼女がしばらく考える。「お父様がこの会話に加われるとしたら、何とおっしゃると思いますか?」

「どの父がでしょうか?」と言って、私はこれまで考えあぐねてきた難題を一つの問いに要約する。「私が子どもの頃に知っていた父なら、今の自分を見て『これはオレが望んだ状況じゃない』と言うでしょう。ですが、ひと月前の父は『これを乗り切るのに手を貸してくれ、もう何週間か何カ月か持つように』と言うかもしれません。心の中で父に『父さんの人生に意味はないよ』と言うと『意味はないだと? お前、何様だ!』と言う声が聞こえてくるんです」

彼女が考え込みながらうなずく。私にはわかっていた。彼女には私に目指してほしい先があるが、私をせかさないようにしていることが。

「父の血圧はまだ一三〇の八〇ありますが、一週間以上何も食べていません」と私は言う。「父は戦っています。それを目にしながら父の後押しとしてほかに何かできないかを考えずにいることが私にはとても難しくて」

「実際のところ、これは私たちが末期の認知症患者さんでよく目にするのと同じような経過です」とジャズミンが応じる。「ほとんど照明のスイッチみたいだった、とご家族がおっしゃることも珍しくありません。寝て起きたらそれまで普通だったことが急に普通じゃなくなっていたということがあるのです。今回は何か急性のこと、たとえば尿路感染症が起こって、変化の道のりをたどる速さが変わったのかもしれません。ですが、尿路感染症も末期の認知症の一部です」と彼女はゆっくりと、念を押すように言う。

　彼女の言ったことについて、私はしばらく考えてみる。それまで私の頭のなかで、父の容体の急変は私たちが七年近く苦労させられてきた病気とは何か別の話に思えていた。だが、私たちがすでに甘んじて受けて入れていた病気の成り行きの一つとして捉えることで、彼女は一瞬にして、治療しないという決断を私にとって受け入れやすくしたのだった。

「私は父に心安らかに死んでほしい。なのに今の状況は、私たちが父の死を遅らそうとしていることになってますね」

「皆さんは状況を無視して決断したわけではありません。健康な誰かをつかまえて、抗生剤を飲ませずモルヒネを打ったのとは違います。お父様の体はもう終わりに近づいていることを示していました。ですが、この過程はご家族が思うよりもずいぶんかかることがあります。人間の体は食べ物なしでかなり長いこと生きていられますから――点滴されていればなおのこと」

「では、あなたのご助言は？」私は答えをわかっていながら聞いた。

「点滴はまったくお勧めできません」と彼女はきっぱり答えた。「ご自身の人生がこのような形で終わる場合について、お父様が皆さんに伝えようとなさっていたとおり、逝かせてくれ、と言っているように私には聞こえます」

私たちはしばらく黙って座っていた。

兄が入ってきた。「で、どうすることにした？」

兄は毅然としていた。私たち二人の問題の扱い方はいつも大違いで、兄にとって優柔不断は一貫して我慢のならないものだった。外科医の考え方をする介護者として、兄は何をする必要があるかをわかっていた。そして、私にその覚悟が決まるのをこれ以上待つつもりはなさそうだった。

私には首を横に振ることしかできなかった。「兄さんが決めて」

兄はそうした。「点滴を抜いてください」とジャズミンに頼むと、兄は足早に部屋を出ていった。

人間は水なしで三日ほど生きていられる。父の場合は四日だった。四日間、永遠にも思えた一日中、私たちはベッド脇に控え、バジャン〔宗教的な献身を歌うインドの声楽曲〕を流しながら、避けられないことが起こるのを無言で待っていた。点滴を抜いて丸一日が過ぎた頃、父に「死戦期」呼吸が見られだした。大きな音を立てて飲み込んだ空気が、ねばついた気道内で綿のように詰まったのち、しばらく無呼吸になる。これは往々にして死の兆候の一つだった。これがひどくなるにつれ、私たちはモルヒネの量を増やした。私はこれまで仕事で末期の心臓病患者を診るなかで、「二重結果」の原則が当てはまる場面によく遭遇してきた。この原則によると、好ましい結果――たとえば症状の緩和――を追求する行為は、それが好ましくない結果――たとえば死――に終わろうとも、その好ましくない結果を意図したものではないなら、倫理的に容認される。父のモルヒネの量を増やすことは、苦痛の緩和が主目的であり、死の早期化が避けがたい副作用なのであれば、倫理的に正当化される。そう私は習った。だが、ここ数日の私たちの意図が厳密に言って何だったのか、私にはいまだにはっきりしていない。

「逝っていいんだよ、父さん」とラジーヴが囁くように声をかけたが、父はあきらめようとしなかった。私は父ならあきらめないだろうという気もしていた。父は昔から苦痛には驚異的に強かったからだ。「待てば待つほど、神様に長いこと待たされますよ」とハーウィンダーが忠告した。彼女の言葉を聞いて、末期の心臓病だったある年配女性の言葉が思い出された。「夫はいつも、世の中でいちばん難しいのは死ぬことだと言ってました。私はいつも、簡単だろうと思ってました」

持ちこたえようともがく父の様子を見ながら、私は父がいかにややこしい人物だったかに思いを馳せた。父は一匹おおかみだったが、世間からの承認を渇望していた。数々の栄誉を授かった科学者だったが、先入観や偏見は決して小さくなかった。「現代的」な考えの持ち主だったが、行動指針は古くからの格言や決まり文句だった。とうとう父を仕留めたこのややこしい病気にしても、父の人格の表れと言えた。七年近く、父の認知症は品位の欠如、私たちが日々感じさせられていた心痛の源、こちらの理解を超えた何かのように思えていた。だが思えば、衰退は形あるものの自然状態のうちだ。ならば認知症も、無秩序と崩壊への避けがたい道筋をたどる一形態だと捉えれば、縁遠いことでも、不自然なことでも、非人間的なことでもぜんぜんないのかもしれない。

父が最後に息をしたのは金曜日の朝だった。私は八時には父の家にいるつもりだったのだが、寝過ごした。あと三分で九時というときに家に着くと、妹が取り乱したように私を二階へ呼んだ。部屋に入ると、兄が「父さん、サンディープが来た」と大声で伝えた。私は枕元に駆け寄り、父の無精ひげの頰に触れた。父は一度ゆっくり息をし、その一五秒ほどあとにもう一度した。そして音を立てなくなった。ここ四日近くしてきたように、私たちは次の呼吸を待ったが、それは二度と起こらなかった。

父が旅立ち、周りでむせび泣きが始まったとき、私は妙なことを思い出した。アメリカに来て二年目で、九歳だった私が、ケンタッキーのわが家の裏にあった土の小山の斜面で自転車に乗る練習をしていたときのことだ。自転車は父がディスカウントストアのケーマートのセールで買った安い女の子用だった。街乗り仕様だったので、わだちにはまって転びそうになりながら斜面を惰性で下っていると、耳障りな金属音がした。

それまでの私の記憶では、父は私が一人で坂をくだれるとすぐさま察し、興味を失って家の中に戻っていった。だが、生気を失った父の体に触れていたあの晴れた三月の朝の記憶では、どういうわけか父は私の横を走っていた。必死になってペダルをこいでわだちだらけの斜面をくだり、小枝や雑草を跳び越えていく私の横で、父は私と同じスピードで走って、私が転びそうになったときに備えていた。こうではなかったことは今でもわかっている。こんな状況は想像もつかない。だが、それが今の私の記憶だ。取っておくつもりである。

謝辞

本書の執筆に際して、大勢からご協力やご支援をいただいた。ここに謝意を表したい。

代理人のトッド・シュスターは、私の二〇年来の友人にして擁護者だ。私を著述家として信頼してくれていることに感謝している。

敏腕編集者であるアレックス・スターには大きな恩義を感じている。彼の編集の才能は本書の至る所に現れている。彼と仕事ができて私はとても幸運だった。

ファラー・ストラウス・アンド・ジルー（ＦＳＧ）社には、私が謝意を表したい人物がもう何人かいる。スターのアシスタントで原稿の編集を手伝ってくれたイアン・ヴァン・ワイ、優秀な原稿整理編集者のクリスティーナ・ニコルス、そして、ロッチェン・シヴァーズ率いる素晴らしい広報チームだ。もちろん、そもそも本書を書く機会を与えてくれたＦＳＧの編集発行人ミッツィ・エンジェルを忘れてはいない。

私はロングアイランド・ジューイッシュ・メディカルセンターで素晴らしい同僚たちと働く幸運に恵まれている。特にモーリーン・ホーガン、タマラ・ジャンツ、パティー・ウアソマンノ、トレイシー・スプルイルは、執筆期間を通して私を支えてくれた。また、上司のローハン・バンサーリーとジェフ・クヴィンにも特別な謝意を捧げたい。

心から感謝したい友人や助手にはほかにも、ダニエレ・オフリ、ダニエラ・コーエン、モーリーン・ミラー、コディー・エルケッチェン、ディー・ルオ、モリシュ・シャー、エミリー・レミュー、ザッハ・マイヤー、ディネッシュ・コンマレディー、そして前担当編集者のポール・エリーがいる。彼らは初期段階の草稿を批判したり調べ物を手伝ったりしてくれた。

言うまでもないが、内容に関する最終責任はすべて私にある。何か誤りがあったなら、それは私の手落ちであり、私だけの手落ちである。

最大の謝意は家族に捧げたい。妻のソニア、最愛の兄ラジーヴと妹スニータに感謝する。私の子どもたちのモーハンとピーアは、執筆期間を通して愛情と支えの深い貯水池だった。二人は私の人生を照らす灯《ともしび》だ。

最後に、私の人生を通して絶えず背中を押し、刺激してくれた父に感謝したい。私にとって父は最初に手本にした著述家だった。そして、私がどれほど認めたくなくても、いい意味でも悪い意味でも、本当にいろいろな面で、私は父である。

訳者あとがき

母は私のほうを見ると小声で、一家の誰もが恐くて聞けなかった疑問をとうとう口にした。「うちのお父さん、アルツハイマー?」

「はじめに」より

介護や認知症に関わる情報は、一般向けの書籍やウェブサイト、テレビ番組や動画などを通じてアクセスできる。それらを読んだり観たりすれば、注意すべきサインやよく見られる症状、たどりがちな経過はわかるだろう。ただ、それらは概して統計的にまとめられた平均像であり、さまざまな症状や行動が具体的にどのようなタイミングでどのように表出するかは人による。また、仕事として介護に携わってでもいなければ、家族にとって介護はえてして初めての体験であり、たとえばお金を盗んだと疑われたときには、いわゆる〝もの盗られ妄想〟の知識があったところで、やはり応対は難しい。そして、それは医師にとっても例外ではない。

本書の著者サンディープ・ジョウハールは、自身の父親がアルツハイマー病を発症したとき、医師としての自分の知識や経験では対処できないという現実に直面した。そして家族の一員として父親の介護に携わるうち、医学的な治療の限界を知るとともに、「介護のあらゆる側面を——愛情と憎悪や、胆力と同情という立ちや、単調で苦労ばかりの長丁場のあいだに降って湧く狂気の沙汰や緊急事態やときおり感じられる愛情ゆえの絆」を体験した。介護者としての日常が医療現場での経験とはまったく異なる精神的・感情的負担を伴うことを痛感し、患者の感情の揺れや行動の変化への対応が家族にとって負担になることをあらためて実感したのである。

本書は、医師である著者が家族介護者として向き合った認知症の現実と、その過程で知るに至った知見の記録である。認知症患者とどう向き合うべきか、家族がどのように支え合うべきかを読者に考えさせるだけでなく、最新の科学的研究や社会的な支援体制についても深い示唆を与え、家族が患者の尊厳を守りつつどのように介護を乗り越えていけるのかを問うている。

一家の家族構成を簡単にまとめると、著者であるサンディープは心臓の専門医である。また、《ニューヨークタイムズ》紙での連載や、メディアでのコメンテーターとしても知られており、これまでに本書を含めて四冊の著作を発表している。そのサンディープが、やはり心臓の専門医である兄のラジーヴや、妹のスニータとともに、途中からはインド出身の在宅介護者ハーウィンダーの力を借りながら、介護に奔走した。父親のプレーム・ジョウハール博士は、米国農務省農業研究局の北部穀物科学研究所に所属していた遺伝子研究者、そしてノースダコタ州立大学農学部の正教授を務めた人物で、小麦の耐病性に関する研究で知られていた。プレームは家族を連れてインドからアメリカへ渡って、苦労を重ねながらキャリアを築き、その過程できょうだい三人は多様な文化的影響を受けた。母親のラージはプレームが認知症の兆候を示す前からパーキンソン病を患っており、主にプレームが面倒を見ていた。一家におけるインド系アメリカ人としてのアイデンティティーは、家族が介護をどう受け入れ、対応していくかに重要な役割を果たしていた。

さて、すでにお読みいただいた方々にはご同意いただけると思うが、まずなんといっても、本書には認知症を患う父親と家族、あるいは家族間のやり取りが実に生々しく描かれている。きれいごとなしであそこまでさらけだして大丈夫かと、訳していて少々心配になったほどだ。家族はときに支え合い、ときに対立しながら、病気に徐々に飲み込まれて人格が変化していく父親に向き合った。著者は医師として状況を理解しつつも、息子としての感情に揺さぶられる。また、介護の方針を巡って兄や妹と著者とのあいだで意見が衝突する場面が何度も登場する。こうしたやり取りは、家族介護の現実的な難しさを痛感させるとともに、認知症と向き合う家族の葛藤や決断がどれほど複雑であるかを考えさせる。

なかでも、父親の処遇を巡る家族のやり取りは、読者に現実の介護の難しさを強く感じさせる。介護の分担、在宅か施設かの選択、治療の方針、延命措置といった現実的な課題がどのように議論され、意見が衝突したかが克明に描かれている。介護経験者や今まさに介護中の方々にとって、こうした家族内での葛藤は決して他人事ではなく、とても共感できる内容ではないだろうか。また、兄弟がそれぞれ異なる視点や感情を抱きながら、最終的に父親のために協力し合うところなど、家族の絆が試される場面もある。

こうした生々しい家族のやり取りに加えて、本書では認知症に関する最新の科学的知見や、介護を取り巻く社会の現状にも焦点が当てられている。脳の老化がどのように進行し、認知症が人間の尊厳や記憶にどのような影響を与えるのか、神経科学や生命倫理の視点からの解説が盛り込まれている。また、オランダなどの国々で行なわれている先進的な介護施設の取り組みも紹介されており、これまでの介護のあり方に対する新しい視点を提供している。こうした知識や実践的な情報は、介護者や家族だけでなく、広く社会全体が認知症にどう向き合うかを考えさせる。13章では、日本で起こった事件や日本での取り組みも紹介されている。

その日本での認知症を巡る近年の話題に二つ触れておこう。まず、二〇二三年九月、アルツハイマー型認知症治療薬レカネマブが承認された。この新薬はアルツハイマー病の進行を抑える初めての画期的な薬として期待されている。10章でも述べられているが、これまでの薬は症状を緩和するだけで、病気の進行自体を抑えるものではなかったが、レカネマブの登場で治療の選択肢が広がったと言える。その一方で、この薬の対象は軽度の患者に限られているほか、特定の検査が必要な点や薬価の高さが課題とされている。

もう一つ、二〇二四年一月に通称「認知症基本法」が施行された。同法は、「認知症の人を含めた国民一人一人がその個性と能力を十分に発揮し、相互に人格と個性を尊重しつつ支え合いながら共生する活力ある社会」（「共生社会」）の実現を目指しており、施策の基本理念を掲げるとともに、国や地方公共団体、サービス提供者や国民の責務を定めている。この法律は「基本法」、すなわち認知症患者の権利を尊重し、家族や社会が支援するための枠組みを示すもので、理念に沿った具体的な施策や活動を各方面に求めている。

刊行後のあるインタビュー*によると、著者が何より困っていたことは、父親がどのような言動に及びだすか、そしてなぜそのような言動に及ぶのか、まったく予想がつかないことだった。そこで本書では、時間の経過とともに現れる症状や言動にとどまらず、それが脳で何が起こっているからなのか、症状がどう進行するからなのかを理解できるように書いたという。そして読者には本書を通じて、アルツハイマー病とは何か、それが家族にどのような影響を及ぼすのか、そして愛する人の生活を向上させるために介護者として何ができるのかを知ってほしい、と呼び掛けている。本書が、認知症と向き合うご本人やご家族、介護者の皆様に知識や慰めをもたらすとともに、日々の営みを支える一助となることを願ってやまない。

最後に、本書を訳す機会をくださったうえ、訳案に対して有益な助言を多々いただいた早川書房編集部の石川大我氏、校正の労をおとりいただいた林清次氏ほか、お世話になった皆様方にお礼申し上げる。

二〇二四年一一月

松井信彦

＊　CNN "Alzheimer's drug gets full FDA approval" (https://amp.cnn.com/videos/world/2023/07/10/exp-alzheimers-treatment-sandeep-jauhar-071001aseg2-cnni-world.cnn)。二〇二四年一〇月一八日閲覧。

私《わたし》を忘《わす》れた父《ちち》を愛《あい》す
アルツハイマーの脳との七年

2024年11月20日　初版印刷
2024年11月25日　初版発行

＊

著　者　サンディープ・ジョウハール
訳　者　松《まつ》井《い》信《のぶ》彦《ひこ》
発行者　早　川　　浩

＊

印刷所　中央精版印刷株式会社
製本所　中央精版印刷株式会社

＊

発行所　株式会社　早川書房
東京都千代田区神田多町2−2
電話　03-3252-3111
振替　00160-3-47799
https://www.hayakawa-online.co.jp
定価はカバーに表示してあります
ISBN978-4-15-210381-9　C0047
Printed and bound in Japan
乱丁・落丁本は小社制作部宛お送り下さい。
送料小社負担にてお取りかえいたします。